美国睡眠医学会
睡眠及其相关事件判读手册

规则、术语和技术规范
2.3 版

The AASM Manual for the Scoring of Sleep and Associated Events

RULES, TERMINOLOGY AND TECHNICAL SPECIFICATIONS
VERSION 2.3

原著者　Richard B. Berry, MD（Chair）; Rita Brooks, MEd, RST, RPSGT;
Charlene E. Gamaldo, MD; Susan M. Harding, MD;
Robin M. Lloyd, MD; Carole L. Marcus, MBBCh; and Bradley
V. Vaughn, MD

原著者单位 American Academy of Sleep Medicine

主译　高　和　殷光中

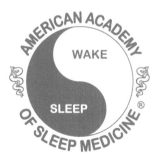

American Academy of Sleep Medicine, Darien, IL

人民卫生出版社

图书在版编目（CIP）数据

睡眠及其相关事件判读手册：规则、术语和技术规范/美国睡眠医学会编著；高和，殷光中主译.—北京：人民卫生出版社，2017

ISBN 978-7-117-24807-5

Ⅰ.①睡… Ⅱ.①美…②高…③殷… Ⅲ.①睡眠-名词术语-规范 Ⅳ.①R338.63-65

中国版本图书馆 CIP 数据核字（2017）第 166202 号

人卫智网	www.ipmph.com	医学教育、学术、考试、健康，购书智慧智能综合服务平台
人卫官网	www.pmph.com	人卫官方资讯发布平台

睡眠及其相关事件判读手册
规则、术语和技术规范

主　　译：高　和　殷光中
出版发行：人民卫生出版社（中继线 010-59780011）
地　　址：北京市朝阳区潘家园南里 19 号
邮　　编：100021
E-mail：pmph@pmph.com
购书热线：010-59787592　010-59787584　010-65264830
印　　刷：北京虎彩文化传播有限公司
经　　销：新华书店
开　　本：787×1092　1/16　印张：7
字　　数：170 千字
版　　次：2017 年 9 月第 1 版　2023 年 11 月第 1 版第 12 次印刷
标准书号：ISBN 978-7-117-24807-5/R·24808
定　　价：32.00 元

打击盗版举报电话：010-59787491　E-mail：WQ@pmph.com
（凡属印装质量问题请与本社市场营销中心联系退换）

简体中文版贡献者名单

翻译组织机构：中国老年学和老年医学学会睡眠科学分会
苏州市广济医院
中国人民解放军空军总医院

翻译组织委员会：Partick J. Strollo Jr　高　和　殷光中　杜向东　崔　丽　陈同欣

学术委员会（按姓氏笔画为序）：
Charles W. Atwood Jr　Laree Fordyce（RPSGT）　Partick J. Strollo Jr

丁　秀	于剑扉（RPSGT）	王　扬（RPSGT）	王立曼（RPSGT）
王莞尔	王雪花（RPSGT）	王尊奇（RPSGT）	冯　媛（RPSGT）
刘永收	刘欣欣（RPSGT）	杜向东	李　燕（RPSGT）
李　哲	肖　英（RPSGT）	张　成（RPSGT）	陈开兵（RPSGT）
孟　婵（RPSGT）	赵智玲	胡晰远	段　莹（RPSGT）
耿新玲	高　和	高威威（RPSGT）	郭静静（RPSGT）
黄金莎（RPSGT）	崔　丽	裴志军	雷　飞

简体中文翻译版主要贡献者（以姓氏笔画为序）：
Partick J. Strollo Jr　美国匹茨堡大学医学院　教授
王　扬　空军总医院　美国注册多导睡眠技师
王莞尔　北京大学国际医院　主任医师
刘　丽　苏州市广济医院　多导睡眠技师
刘欣欣　空军总医院　美国注册多导睡眠技师
杜向东　苏州市广济医院　教授
李　哲　苏州市广济医院　主治医师
李　燕　空军总医院　美国注册多导睡眠技师　医师
张爱卿　空军总医院　多导睡眠技师
陈同欣　空军总医院　教授
武海霞　空军总医院　多导睡眠技师
周　燕　苏州市广济医院　多导睡眠技师
段　莹　空军总医院　美国注册多导睡眠技师　主治医师
姜森赫　哈尔滨医科大学附属第一医院　多导睡眠技师
殷光中　苏州市广济医院　副主任医师
高　和　空军总医院　教授
高士更　苏州市广济医院　多导睡眠技师
郭静静　空军总医院　美国注册多导睡眠技师　主治医师
崔　丽　空军总医院　教授
韩晓霞　空军总医院　医师
薛朝霞　空军总医院　主管护师

序言

《美国睡眠医学会睡眠及其相关事件判读手册：规则、术语和技术规范》2007 版和即将与大家见面的 2016 年 2.3 版以及《睡眠障碍国际分类》（第 3 版）的翻译出版，都得益于美国睡眠医学学会前任主席美国匹茨堡大学医学院 Patrick J Strollo，Jr，MD 的鼎力帮助，对此深表谢意！连同此前空军总医院睡眠医学中心翻译出版的《睡眠医学基础》和编辑发行的《睡眠医学基础教学大纲》已经列为中国老年学和老年学学会"中国注册多导睡眠技师"培训项目系列教材，也是国内各睡眠专业学术团体、医学院校和医院睡眠医学培训的专业参考书。这几本书的翻译出版是中国睡眠医学的里程碑事件，对统一国内临床睡眠医学专业术语和诊断标准、推广国际标准睡眠监测技术以及规范多导睡眠监测实验室睡眠及其相关事件判读标准，特别是促进中国的临床睡眠医学教育必将起到积极的推动作用。

《美国睡眠医学会睡眠及其相关事件判读手册：规则、术语和技术规范》2.3 版翻译和出版工作的顺利进行还得益于苏州市广济医院全力经济和学术支持。苏州市广济医院，其前身为美国传教士惠更生（James R. wilkimson，1862—1935）于 1895 年创建的苏州福音医院，建院不久开始收治精神病患者，1906 年扩建精神科病区，1913 年精神科病床达 100 张，1923 年迁入现址，更名为更生医院，1951 年称苏南康复医院，1953 年称江苏省第三康复医院，1984 年更名为苏州市广济医院，是苏州大学附属医院，也是中国老年学和老年医学学会睡眠科学分会老年精神障碍与睡眠的临床研究基地，在全国精神病医院同行中享有较高声誉。苏州市广济医院这种无私的支持是对中美两国老一辈学者医学合作精神的传承和弘扬，令人钦佩。

本次翻译工作主要由空军总医院睡眠医学中心和苏州市广济医院睡眠医学中心的专业睡眠医师和多导睡眠监测技术人员完成。与 2007 年版翻译时不同，翻译团队成员都有多年的睡眠医学临床实践经验和多导睡眠监测技术教学经历，对医学术语的把握和表述也更加准确。翻译工作还得到来自全国从事睡眠及其相关学科领域专家和多导睡眠专业技术人员组成的翻译学术委员会成员的热情支持和指导，在此一并致谢。

本书适合从事睡眠医学基础研究的学者和临床睡眠医学工作者以及关注睡眠医学的其他专业临床医师和在校本科生、研究生阅读。最后，书中难免存在疏漏错谬之处，尚希广大读者指正。

高 和
2017 年 5 月 30 日

原著贡献者

编辑版本 2.3 (2016)
Richard B. Berry,MD（主席）
Rita Brooks,MEd,RST,RPSGT
Charlene E. Gamaldo,MD
Susan M. Harding,MD
Robin M. Lloyd,MD
Carole L. Marcus,MBBCh
Bradley V. Vaughn,MD
Sherene M. Thomas,PhD（Staff）

顾问 (2014—2015)
婴儿睡眠分期
Madeleine Grigg-Damberger,MD
University of New Mexico School of Medicine,Albuquerque,NM
Mark S. Scher,MD
Case Western Reserve University, Cleveland,OH

专家组 (2007—2011)
觉醒
Michael H. Bonnet,PhD,Chair
Wright State University,Dayton,OH
Karl Doghramji,MD
Thomas Jefferson University,Philadelphia,PA
Timothy Roehrs,PhD
Wayne State University,Detroit,MI
Stephen Sheldon,DO,FAAP
Children's Memorial Hospital,Chicago,IL
Edward J. Stepanski,PhD
Rush University Medical Center, Chicago,IL

Arthur S. Walters,MD
NJ Neuroscience Institute at JFK Medical Center,Edison,NJ
Merrill S. Wise,MD
Methodist Healthcare Sleep Disorders Center,Memphis,TN
Andrew L. Chesson Jr,MD
LSU Health Sciences Center in Shreveport,Shreveport,LA

心脏
Sean M. Caples,DO,Chair
Mayo Clinic College of Medicine, Rochester,MN
Virend K. Somers,MD,PhD,Co-Chair
Mayo Clinic College of Medicine, Rochester,MN
Michael E. Adams,Research Associate
Holston Valley Medical Center, Kingsport,TN William G. Cotts,MD
Northwestern University,Chicago, IL
Parvin Dorostkar,MD
Rainbow Babies & Children's Hospital,Cleveland,OH
Thomas Kara,MD
Mayo Clinic College of Medicine, Rochester,MN
Timothy I. Morgenthaler,MD
Mayo Clinic College of Medicine, Rochester,MN
Carol L. Rosen,MD
Rainbow Babies & Children's Hospital,Cleveland,OH
Edward J. Stepanski,PhD

Rush University Medical Center, Chicago,IL
Win K. Shen,MD
Mayo Clinic College of Medicine, Rochester,MN
Kalyanam Shivkumar,MD
David Geffen School of Medicine at UCLA,Los Angeles,CA
Conrad Iber,MD
Hennepin County Medical Center and University of Minnesota Medical School,Minneapolis,MN

数据
Thomas Penzel,PhD,Chair
University Hospital,Department of Medicine,Sleep Laboratory,Marburg,Germany
Max Hirshkowitz,PhD,Co-Chair
Baylor College of Medicine & VAMC,Houston,TX
Nic Butkov,RPSGT
School of Clinical Polysomnography, Medford,OR
Ronald D. Chervin,MD,MS
University of Michigan,Ann Arbor, MI
Meir Kryger,MD
University of Manitoba,Winnipeg, MB Canada
Clete A. Kushida,MD,PhD,RPSGT
Stanford University,Stanford,CA
Beth A. Malow,MD,MS
Vanderbilt University,Nashville,TN
Michael H. Silber,MBChB
Mayo Clinic College of Medicine,

Rochester, MN

Michael V. Vitello, PhD

University of Washington, Seattle, WA

Andrew L. Chesson Jr, MD

LSU Health Sciences Center in Shreveport, Shreveport, LA

老年

Sonia Ancoli-Israel, PhD, Chair

University of California, San Diego, CA

Donald L. Bliwise, PhD

Emory University Medical School, Atlanta, GA

Susan Redline, MD, MPH

Case Western Reserve University, Cleveland, OH

Edward Stepanski, PhD

Rush University Medical Center, Chicago, IL

Michael V. Vitiello, PhD

University of Washington, Seattle, WA

Timothy I. Morgenthaler, MD

Mayo Clinic College of Medicine, Rochester, MN

运动

Arthur S. Walters, MD, Chair

JFK Medical Center, Edison, NJ

Richard P. Allen, PhD

Johns Hopkins University, Baltimore, MD

Donald L. Bliwise, PhD

Emory University Medical School, Atlanta, GA

Sudhansu Chokroverty, MD, FRCP

NJ Neuroscience Institute at JFK, Edison, NJ

Wayne A. Hening, MD, PhD

UMDNJ-RW Johnson Medical School, New Brunswick, NJ

Clete A. Kushida, MD, PhD, RPSGT

Stanford University, Stanford, CA

Gilles Lavigne, DMD, PhD, FRCD

Universite de Montreal Sleep Disorder (Laboratory, Sacre Coeur Hospital, Montreal, QC Canada)

Daniel Picchietti, MD

University of Illinois, Urbana, IL

Sonia Ancoli-Israel, PhD

University of California, San Diego, CA

儿童

Madeleine Grigg-Damberger, MD, Chair

University of New Mexico School of Medicine, Albuquerque, NM

David Gozal, MD, Co-Chair

University of Louisville, Louisville, KY

Carole L. Marcus, MBBCh

University of Pennsylvania, Philadelphia, PA

Timothy I. Morgenthaler, MD

Mayo Clinic College of Medicine, Rochester, MN

Carol L. Rosen, MD

Rainbow Babies & Children's Hospital, Cleveland, OH

Stephen Sheldon, DO, FAAP

Children's Memorial Hospital, Chicago, IL

Stuart F. Quan, MD

University of Arizona, Tucson, AZ

呼吸

Richard B. Berry, MD, Chair

University of Florida Health Science Center, Gainsville, FL

Carole L. Marcus, MBBCh

University of Pennsylvania, Philadelphia, PA

Sairam Parthasarathy, MD

SAVAHCS and University of Arizona, Tucson, AZ

Conrad Iber, MD

Hennepin County Medical Center

and University of Minnesota Medical School, Minneapolis, MN

Reena Mehra, MD, MS

Case Western Reserve University, Cleveland, OH

Daniel J. Gottlieb, MD

VA Boston Healthcare System and Boston (University School of Medicine, Boston, MA)

Kingman Strohl, MD

Case Western Reserve University, Cleveland, OH

Stuart F. Quan, MD

Brigham and Women's Hospital and Harvard Medical School, Boston, MA

Sally L. Davidson Ward, MD

Children's Hospital of Los Angeles, Keck School of Medicine, University of Southern California, Los Angeles, CA

David Gozal, MD

Corner Children's Hospital and University of Chicago, Chicago, IL

Vishesh K. Kapur, MD, MPH

UW Medicine Sleep Center, University of Washington, Seattle, WA

Rohit Budhiraja, MD

Southern Arizona VA Healthcare System, Southern Arizona, Tucson, AZ

Susan Redline, MD, MPH

Brigham and Women's Hospital, Beth Israel Deaconess Medical Center and Harvard Medical School, Boston, MA

视图（睡眠分期）

Michael H. Silber, MBChB, Chair

Mayo Clinic College of Medicine, Rochester, MN

Sonia Ancoli-Israel, PhD

University of California, San Diego,

CA

Michael H. Bonnet, PhD

Wright State University, Dayton, OH

Sudhansu Chokroverty, MD, FRCP

NJ Neuroscience Institute at JFK Medical Center, Edison, NJ

Madeleine Grigg-Damberger, MD

University of New Mexico School of Medicine, Albuquerque, NM

Max Hirshkowitz, PhD

Baylor College of Medicine & VAMC, Houston, TX

Sheldon Kapen, MD

Wayne State Univ. Med. School and VAMC, Detroit, MI

Sharon Keenan, PhD, ABSM, RPS-GT, REEGT

The School for Sleep Medicine, Inc., Palo Alto, CA

Meir Kryger, MD

University of Manitoba, Winnipeg, MB Canada

Thomas Penzel, PhD

University Hospital, Department of Medicine, Sleep Laboratory, Marburg, Germany

Mark Pressman, PhD

Lankenau and Paoli Hospitals, Wynnewood, PA

Conrad Iber, MD

Hennepin County Medical Center and University of Minnesota Medical School, MN

编辑 (2007—2011)

Conrad Iber, MD

Sonia Ancoli-Israel, PhD

Andrew L. Chesson Jr, MD

Stuart F. Quan, MD

致谢

美国睡眠医学会（AASM）鸣谢 2015—2016 委员会成员在这个项目进程中提供的支持和指导

执行董事

Nathaniel Watson, MD, MS Ronald Chervin, MD, MS

Timothy Morgenthaler, MD

Kelly Carden, MD

Douglas Kirsch, MD

David Kristo, MD

Raman Malhotra, MD

Jennifer Martin, PhD

Kannan Ramar, MD

Ilene Rosen, MD

Terri Weaver, PhD, RN

Merrill Wise, MD

Jerome A. Barrett

所有说明睡眠分期、呼吸和运动判读规则的图示均由 Richard B. Berry, MD. 提供。

原著前言

"我们现在正步入一个生物医药、信息以及无线移动技术集成的数字医学的时代，甚至我的听诊器都是数字的。当然，还有与此配套的应用程序"。

——丹尼尔·卡夫，医师，科学家，发明家

2007 年，AASM 睡眠及其相关事件判读手册的出版是一个具有划时代意义的事件，是许多相关领域的专家经数千小时艰苦工作的结晶。2007 版手册使睡眠监测技术和判读标准化，提高了不同睡眠中心间诊断和治疗睡眠障碍的一致性与可靠性。尽管如此，由于睡眠监测技术的进展以及针对 2007 规则解释中提出的各种问题，促使 AASM 理事会再一次对睡眠医学领域这一重要文件进行更新。

与此同时，数字信息技术和各种设备的爆炸式出现已经改变了几乎所有文献的出版形式，使之远离了印刷时代。在线发布的便捷性，特别是在任何地点使用智能手机、平板电脑和计算机都可获得文献，也加速了数字化形式的出版趋势。

为了更新 2007 版判读手册，突显数字化信息形式的效果（landscape），AASM 理事会要求判读手册在线发布，必要时定期更新。成立判读手册委员会，监督和更改手册内容，并在需要澄清、有新技术或文献提示需要更新时提出建议。修订判读手册的主要目的包括转换为基于网络的出版形式、结构及术语的标准化、AASM 网站上关于判读手册常见问题的解答以及必要的图表更新。此外，委员会还负有协调睡眠呼吸暂停定义专家组制定呼吸事件判读新规则的工作。

真正以数字格式展现的第一版 AASM 睡眠及其相关事件判读手册的在线版本是 2.0 版本。电子链接能迅速将读者引至注意事项和其感兴趣的部分。不仅在电脑上，还能在各种移动设备上随时获得判读手册内容。在解决睡眠及其相关事件判读中的问题和含糊之处，2.0 版本迈出了第一步。本手册以来自会员和理事会反馈的内容为指导进行增补工作，这将持续贯穿于一年一度的更新工作中。判读手册委员会希望在线手册将不断推进睡眠医学领域的发展，提高睡眠障碍患者的照护质量。

2012—2013 AASM 判读手册委员会：

Richard B. Berry，MD，President

Rita Brooks，MEd，RST，RPSGT

Charlene E. Gamaldo，MD

Susan M. Harding，MD

Carole L. Marcus，MBBCh

Bradley V. Vaughn，MD

目录

Ⅰ . 使用指导

手册结构

《AASM 睡眠及其相关事件判读手册》旨在对用户开展常规多导睡眠监测（PSG），以及 PSG 结果分析和解读提供技术方面的指导。PSG 监测和判读规则内容分为七章（Ⅱ~Ⅷ）。第二章（Ⅱ）规定所有常规 PSG 监测应该报告的参数。第三章（Ⅲ）详细介绍常规 PSG 记录推荐的数据和滤波设置。第四章至第八章（Ⅳ~Ⅷ）为主要的监测类别提出技术规范以及判读规则，包括睡眠分期、觉醒、心脏、运动和呼吸。第九章（Ⅸ）对家庭睡眠呼吸暂停监测提出技术规范和判读规则，包括利用呼吸气流和/或呼吸努力以及利用外周动脉张力（PAT）进行监测。第十章（Ⅹ）详细描述了该规则制定的过程（发展过程）。第十一章（Ⅺ）列出了每个规则的证据水平和决策过程（程序说明）。第十二章（Ⅻ）是整个手册中使用的术语表。

虽然大多数章节中的规则适用于所有年龄的患者，但第四章（Ⅳ . 睡眠分期规则）和第八章（Ⅷ . 呼吸规则），由于监测和判读时的年龄特异性差异而分为成人规则和儿童规则。

每个章节中的规则由大写字母来指定分类，规则本身有编号，可能包含以小写字母排序的几个组成部分。

请注意，每部分的规则均有以下标识

规则类型

推荐	实验室内多导睡眠监测及家庭睡眠呼吸暂停监测常规判读规则
可接受	经临床医生或研究者慎重考虑，可作为推荐规则的替代规则
选择	建议用于不常见事件，甚至其生理意义尚未明确或没有形成共识的事件，临床医师或研究者经过慎重考虑可运用这些规则判读

说明：如果适用，每个类别末尾都有说明，以提供执行该规则的关键附加信息。上标形式（如[1,2]）标注其所对应的说明。

睡眠机构认证

AASM 认证睡眠机构要求遵守本手册中的所有规则、定义和说明事项。按照 AASM 规定，规则分为推荐、可接受和选择，均是可采用的判读方法。根据临床医生或研究者的判断，具体的中心或实验室可以使用可接受规则替代推荐规则，对认证没有影响。除了推荐和可接受规则，也可遵循选择规则，对认证没有影响。欲了解更多信息，请联系 AASM 认证部门（accreditation@ aasmnet. org）。

II. 多导睡眠监测报告参数

推荐参数必须报告。选择参数经过临床医师或研究者慎重考虑可以监测，如监测就应报告。

A. 一般参数

1. 脑电图（EEG）导联	推荐
2. 眼动电图（EOG）导联	推荐
3. 颏肌电图（EMG）	推荐
4. 下肢肌电图（EMG）	推荐
5. 呼吸气流信号	推荐
6. 呼吸努力信号	推荐
7. 血氧饱和度	推荐
8. 体位	推荐
9. 心电图（ECG）	推荐

B. 睡眠判读参数

1. 关灯时间（h：min）	推荐
2. 开灯时间（h：min）	推荐
3. 总睡眠时间（TST；min）	推荐
4. 总记录时间（TRT；从关灯到开灯的时间，min）	推荐
5. 睡眠潜伏期（SL；从关灯至第 1 帧任何睡眠期的时间，min）	推荐
6. R 期睡眠潜伏期（睡眠起始到第 1 帧 R 期的时间，min）	推荐
7. 入睡后清醒时间（WASO；TRT-SL-TST，min）[1]	推荐

续表

8. 睡眠效率百分比（TST/TRT×100）	推荐
9. 各期时间（min）	推荐
10. 各期睡眠时间占总睡眠时间的百分比（各睡眠期时间/TST）×100	推荐

说明：

1. 入睡后清醒时间包括所有清醒活动时间，也包括离床活动时间。患者与记录设备脱离期间应判读为 W 期。此期间如果出现短暂的睡眠，对于总体睡眠期判读的影响可以忽略。

C. 觉醒（Arousal）事件

1. 觉醒次数	推荐
2. 觉醒指数（ArI；觉醒次数×60/TST）	推荐

D. 心脏事件

1. 睡眠期间平均心率	推荐
2. 睡眠期间最高心率	推荐
3. 记录期间最高心率	推荐
4. 心动过缓（如果观察到）；报告最低心率	推荐
5. 心脏停搏（如果观察到）；报告最长停搏时间	推荐
6. 睡眠期间窦性心动过速（如果观察到）；报告最高心率	推荐
7. 窄复合波心动过速（如果观察到）；报告最高心率	推荐
8. 宽复合波心动过速（如果观察到）；报告最高心率	推荐
9. 心房纤颤（如果观察到）；报告平均心率	推荐
10. 其他心律失常（如果观察到）；列出心律失常的类型	推荐

E. 运动事件

1. 睡眠期周期性肢体运动次数（PLMS）	推荐
2. 睡眠期伴觉醒的周期性肢体运动次数	推荐
3. 睡眠期周期性肢体运动指数（PLMSI；PLMS 次数×60/TST）	推荐
4. 伴觉醒的 PLMS 指数（PLMSArl；伴觉醒的 PLMS 次数×60/TST）	推荐

F. 呼吸事件[1]

1. 阻塞型呼吸暂停次数	推荐
2. 混合型呼吸暂停次数	推荐
3. 中枢型呼吸暂停次数	推荐
4. 低通气（Hypopnea）次数	推荐
5. 阻塞型低通气次数	选择
6. 中枢型低通气次数	选择
7. 呼吸暂停+低通气次数	推荐
8. 呼吸暂停指数：［AI；（阻塞型呼吸暂停次数+中枢型呼吸暂停次数+混合型呼吸暂停次数）×60/TST]	推荐
9. 低通气指数：［HI；低通气次数×60/TST]	推荐
10. 呼吸暂停-低通气指数［AHI；（呼吸暂停次数+低通气次数）×60/TST]	推荐
11. 阻塞型呼吸暂停低通气指数［OAHI；（阻塞型呼吸暂停次数+混合型呼吸暂停次数+阻塞型低通气次数）×60/TST]	选择
12. 中枢型呼吸暂停低通气指数［CAHI；（中枢型呼吸暂停次数+中枢型低通气次数）×60/TST]	选择
13. 呼吸努力相关觉醒次数（RERAs）	选择
14. 呼吸努力相关觉醒指数（RERA 指数；RERA 次数×60/TST）	选择
15. 呼吸紊乱指数［RDI；（呼吸暂停次数+低通气次数+RERA 次数）×60/TST]	选择
16. 血氧饱和度下降 ≥3%或 ≥4%的次数[2]	选择
17. 血氧饱和度下降 ≥3%或 ≥4%指数（ODI；血氧饱和度下降 ≥3%或 ≥4%次数×60/TST）	选择

续表

18. 平均动脉血氧饱和度	推荐
19. 睡眠期间最低血氧饱和度[3]	推荐
20. 诊断研究期间肺泡低通气（Hypoventilation）的出现[4]	
成人	选择
儿童	推荐
21. PAP 滴定期间肺泡低通气的出现[4]	
成人	选择
儿童	选择
22. 成人陈-施（Cheyne-Stokes）呼吸[5]	推荐
23. 陈-施呼吸持续时间（绝对值或占 TST 百分比） 或陈-施呼吸事件次数	推荐
24. 儿童周期性呼吸	推荐
25. 鼾声	选择

说明:

1. 氧疗可能导致呼吸事件被低估，医师解读报告时应予以考虑。
2. 应在 PSG 报告中说明判读低通气事件的标准（采用 1A 或 1B）。
3. 血氧饱和度下降低于特定阈值的时间占总睡眠时间的百分比，经研究者慎重考虑后可以报告。
4. 睡眠期间经采集动脉血或使用替代方法监测 PCO_2，在 PSG 报告中必须报告是否存在肺泡低通气。
5. 只要存在中枢型呼吸暂停和/或中枢型低通气，PSG 报告中就需要报告是否存在陈-施呼吸。

G. 总结

1. 与睡眠诊断相关的所见	推荐
2. EEG 异常情况	推荐
3. ECG 异常情况	推荐
4. 行为观察	推荐
5. 睡眠趋势图	选择

Ⅲ. 技术和数据规范

A. 常规 PSG 记录的数据规范[1]

1. 最大电极阻抗：5KΩ[2]　推荐
2. 最低数字分辨率：每一采样 12bits　推荐
3. 采样频率

	理想	最小	
EEG[3,4]	500Hz	200Hz	推荐
EOG[5]	500Hz	200Hz	推荐
EMG[6]	500Hz	200Hz	推荐
ECG[7]	500Hz	200Hz	推荐
呼吸气流	100Hz	25Hz	推荐
血氧与经皮 PCO_2 监测[8]	25Hz	10Hz	推荐
鼻压力气流，呼气末 PCO_2，PAP 设备气流[9]	100Hz	25Hz	推荐
食管压	100Hz	25Hz	推荐
体位[10]	1Hz	1Hz	推荐
鼾声[11]	500Hz	200Hz	推荐
胸部和腹部运动[12]	100Hz	25Hz	推荐

4. 常规记录滤波设定

	低频滤波	高频滤波	
EEG[4,13]	0.3Hz	35Hz	推荐
EOG[13]	0.3Hz	35Hz	推荐
EMG[6]	10Hz	100Hz	推荐
ECG[14]	0.3Hz	70Hz	推荐
口鼻温度气流，胸腹带运动信号	0.1Hz	15Hz	推荐
鼻压力气流	直流（DC）或≤0.03Hz	100Hz	推荐
PAP 设备气流	DC	DC	推荐
鼾声	10Hz	100Hz	推荐

说明:

1. 如果没有明确的参数设置要求,在各导联采用相同的设置以简化操作中的技术问题。

2. 此条适用于测量脑电图和眼动电图的电极阻抗。在记录期间出现伪迹时,应重新测定电极阻抗。

3. 就脑电图监测而言,采样频率为500Hz时,可提高脑电棘波的分辨率,更好地获得(监测)脑电波形细节。

4. 增加采样频率和扩大高频滤波范围,可获得更详细的脑电分析图形。此时采样频率至少应为高频滤波设置的3倍。

5. 在眼动电图中,使用500Hz的采样频率可记录到此导联中的脑电信号,使眼动电图作为脑电图的备份,同时也可更好地分辨某些伪迹。

6. 在监测颏肌电和下肢肌电时,采样频率越高采集到的波形越好,但问题不在波形本身,重要的是一个好的波形有助于避免快速震荡信号引起的波幅衰减。

7. 对于心电图,500Hz能较好地界定起搏脉冲和心电图波形。然而,在200Hz也能看清起搏峰脉冲,多导睡眠图中心电图波形并不作为评价心肌缺血的常规方法。进行复杂波形分析和出于研究目的时,需要用更高的采样频率。

8. 监测血氧,为识别伪迹,理想的采样频率是25Hz。

9. 对于鼻压力传感器技术(特别是可识别发生在呼吸气流波形上鼾声信号的设置),较高频率有助于更好的显示气流波形中的削峰波、平台波和/或震动波。

10. 体位导联被从数字分辨率标准中删除,但推荐的1Hz滤波仍有效。

11. 监测鼾声,如同肌电图,当解析快速震荡信号时,500Hz采集的信号波形更清晰,波幅更精确,能更好地定义波幅变化。如果将鼾声转化为声音响度或强度水平,也可选择较低的采样频率,即采样频率不是一成不变的,而是根据声响的要求,通过预处理所采集声音信号进行调整。

12. 采用感应体积描记技术测定胸部和腹部运动,在较高采样频率时可更好地识别心源性震荡波,也能更好地评估伪迹。

13. 考虑到旧设备的使用,30~35Hz范围的滤波设置也能满足上述35Hz的推荐标准。这特别适用于脑电图和眼动电图高频滤波的设置。

14. 对于心电图,设定低频滤波和宽带宽可减少12导联心电图失真。然而,在多导睡眠监测中,使用改良单一Ⅱ导联记录基础心率和识别心律失常,可能并不需要设定低频滤波和增加带宽。对心动周期缓慢的部分,现代的心电评估可能采用0.3Hz低频滤波更合适。在此设置下,改良Ⅱ导联容易受患者活动、肌肉收缩、出汗及电极移位影响而产生伪迹,采用标准心电图导联监测时,不易产生伪迹。

B. 多导睡眠图记录特征

1. 有一个转换开关，可以为所有通道在显示屏上显示标准–50μV 直流定标信号，以证实每个记录参数的极性、波幅和时间常数的设置。	推荐
2. 为每个信号通道分别设置 50/60Hz 滤波控制	推荐
3. 每一信号通道能选择各自的采样频率	推荐
4. 每一记录电极相对于某一参考电极（参考电极也可以是其他所有电极的总和）实时阻抗的测定方法	推荐
5. 值班技师实时监测记录时，能精确储存和回放数据（包括保存和显示全部监测到的变化，灵敏度调整，滤波设置和临时性处理）	推荐
6. 技师判读时，能精确储存和回放数据（即保存和显示全部监测到的参数，灵敏度调整，滤波设置和临时性处理）	推荐
7. 一个数据采集的滤波设置，功能上可模拟或复制常规的（模拟形式）频率响应曲线，而不是去除特定带宽内所有的活动和谐波	推荐
8. 选择和/或转换电极输入信号导联时，选择器可灵活独立处理，不需依赖共同参考电极	推荐

C. 多导睡眠图显示和显示操作规则应用系统

1. 显示判读和回放睡眠研究数据必须达到或超过下列标准：15 英寸显示屏，水平像素 1600，垂直像素 1050	推荐
2. 有睡眠分期、呼吸事件、腿动事件、血氧饱和度和觉醒事件矩形趋势图，图上有游标定位和点选跳转功能	推荐
3. 视屏窗宽可在 5 秒钟至整夜时间范围内进行调整	推荐
4. 所记录的视频数据资料必须与多导睡眠图数据同步，并且达到每秒钟至少 1 帧以上视频的精确度	推荐
5. 自动翻页和滚动	选择
6. 通道关闭控制键或开关控制器	选择
7. 通道翻转控制键或反复翻转器	选择
8. 通过点击或拖动改变通道顺序	选择
9. 显示设置的图形（包括不同颜色）并可在任何时间被激活调用	选择
10. 在选定的区间快速傅里叶转换或频谱分析（忽略标记为伪迹的数据）	选择

D. 完成下列 PSG 数字分析

1. 标识睡眠分期判读是人工分图还是由计算机系统自动完成	推荐
2. 能够按需关闭或开启可突出显示判读睡眠分期的 EEG 图形（如睡眠梭形波、K 复合波、α 波）	选择
3. 能够按需关闭或开启可突出显示识别呼吸事件图形（如呼吸暂停、低通气、氧饱和度降低）	选择
4. 能够按需关闭或开启可突出显示识别体动分析图形（如周期性肢体运动）	选择

Ⅳ. 睡眠分期规则

第一部分：成人规则

A. 脑电图（EEG）技术规范

1. 推荐 EEG 导联[1,2]： 推荐

   a. F4-M1

   b. C4-M1

   c. O2-M1

   如果在监测中推荐电极出现故障，备份电极应放置在 F3、C3、O1 和 M2，显示为 F3-M2、C3-M2 和 O1-M2（见图 4-1A）。

2. 可接受 EEG 导联[1,2,3]： 可接受

   a. Fz-Cz

   b. Cz-Oz

   c. C4-M1

   在监测期间，如果可接受电极出现故障，备份电极应放置在 Fpz、C3、O1 和 M2，允许以 Fpz 替代 Fz，C3 替代 Cz 或 C4，O1 替代 Oz，M2 替代 M1（见图 4-1B）。

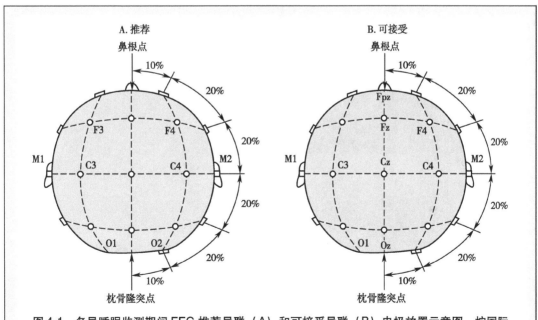

图 4-1 多导睡眠监测期间 EEG 推荐导联（A）和可接受导联（B）电极放置示意图。按国际 10-20 系统规则放置与命名电极。插图非实际比例。

3. 按国际 10-20 系统确定 EEG 电极粘贴位置（见图 4-1）：**推荐**

> **说明：**
>
> 1. 判读睡眠分期，至少需采集额区、中央区和枕区三组 EEG 活动。
>
> 2. M1 和 M2 指的是左侧和右侧乳突。M1 是记录 EEG 的标准参考电极。记录期间如果 M1 脱落，应使用备份电极 M2 作为参考电极。
>
> 3. Fz-Cz 不适用于额区脑电活动慢波波幅的测量。当使用可接受导联监测 EEG 和 EOG 时（图 4-2），应用 E1-Fpz 导联测量额区慢波波幅。这种情况下，Fpz 是探测电极记录额区脑电活动，E1 是参考导联的参考电极。当使用可接受 EEG 导联和推荐 EOG 导联时，确定 EEG 慢波活动波幅应采用 C4-M1 导联（如果 C4 或 M1 电极出现故障则使用 C3-M2）。应用推荐的 EEG 导联和推荐的 EOG 导联时，使用 F4-M1 导联测量 EEG 波幅。

B. 眼动电图（EOG） 技术规范

1. 推荐 EOG 导联和电极位置[1]（见图 4-2A）：**推荐**
   a. 导联：E1-M2 和 E2-M2
   b. 电极位置：E1 放置在左眼外眦下 1cm 处，E2 放置在右眼外眦上 1cm 处

2. 可接受 EOG 导联和电极位置[2]（见图 4-2B）：**可接受**

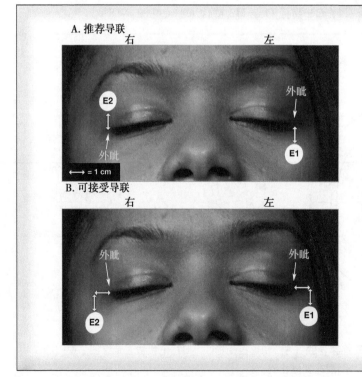

A. 推荐导联
右   左
E2
外眦
外眦
E1
↔ = 1 cm

B. 可接受导联
右   左
外眦   外眦
E2   E1

图 4-2   眼动电图（EOG）A. 推荐导联和 B. 可接受导联。插图非实际比例。

    a. 导联：E1-Fpz 和 E2-Fpz

    b. 电极位置：E1 放置在左眼外眦向外向下各 1cm 处，E2 放置在右眼外眦向外向下各 1cm 处

说明：

1. 采用推荐 EOG 导联，如果 M2 参考电极出现故障，E1 和 E2 应参考 M1。

2. 采用推荐电极导联时，共轭眼球运动呈异相偏转；采用可接受导联记录眼动方向时，垂直眼动显示为同相偏转，水平眼动显示为异相偏转。

C. 肌电图（EMG）技术规范

1. 记录颏肌电需放置 3 个电极： **推荐**

    a. 一个电极置于下颌骨中线下缘上 1cm（见图 4-3 中 ChinZ）

    b. 一个电极置于下颌骨中线下缘下 2cm，向右旁开 2cm（见图 4-3 中 Chin2）

    c. 一个电极置于下颌骨中线下缘下 2cm，向左旁开 2cm（见图 4-3 中 Chin1）

2. 标准颏肌电导联由下颌骨下 2 个电极之一和下颌骨上电极组成，下颌骨上电极为参考电极；另外一个下颌骨下电极为备份电极，以确保在上述任一电极发生故障时仍能持续记录颏肌电活动[1]。 **推荐**

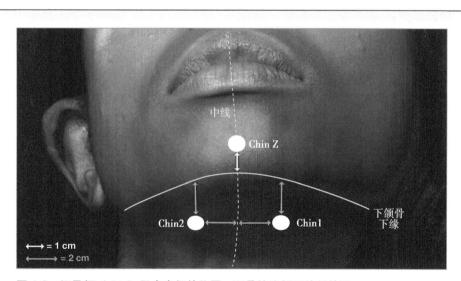

图 4-3　记录颏（chin）肌电电极的位置。不是按比例尺绘制的图

说明：

1. 记录期间如果 EMG 电极 ChinZ（下颌骨上）出现故障，应当尽可能重置。否则，电极 Chin2 和 Chin1（下颌骨下）互为参考。

D. 睡眠分期判读总则

1. **下列术语用于成人睡眠分期： 推荐**

   a. W 期（清醒期）

   b. N1 期（非快速眼球运动 1 期）

   c. N2 期（非快速眼球运动 2 期）

   d. N3 期（非快速眼球运动 3 期）

   e. R 期（快速眼球运动期）

2. **用下列规定逐帧判读： 推荐**

   a. 睡眠监测开始后，按每 30 秒记录帧依次判读睡眠分期。

   b. 逐帧标定睡眠期。

   c. 如果 2 个或多个睡眠期并存于同一记录帧，哪一睡眠期所占比例最大就判读为相应睡眠期。

   d. 当某一记录帧存在 3 个或更多满足不同睡眠分期标准（W，N1，N2，N3，R 期）片段时：

   　i. 如果此记录帧的大部分满足 N1，N2，N3，或 R 期标准判读为睡眠。

   　ii. 这一记录帧内睡眠片段中大部分是哪一睡眠期就认定此帧为相应睡眠期（见图 4-4）。

3. **按照下列 EEG 频率定义判读： 推荐**

   a. 慢波活动：频率 0.5~2.0Hz，额区导联记录波形正负峰-峰值最小波幅为 75μV

   b. δ 波：0~3.99Hz

   c. θ 波：4~7.99Hz

   d. α 波：8~13Hz

   e. β 波：>13Hz

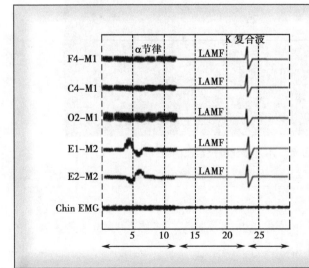

图 4-4　在这一记录帧中，最初的一段符合 W 期标准（12s），第二段满足 N1 期标准（11s），最后一段满足 N2 期标准（7s）。这一帧判读为睡眠，因为这一帧的大部分是睡眠；又因睡眠期间大部分为 N1 期，所以这一记录帧判读为 N1。接下来的记录帧，如果不存在明确的其他睡眠期证据，判读为 N2 期（见本章 α 节律、LAMF 和 K 复合波的定义）。

E. W 期判读[1, 2, 3, 4, 5]

1. 按照下列定义判读： 推荐

α 节律 ［成人或年龄较大儿童后部优势节律 (posterior dominant rhythm) 节律］：闭眼状态，在枕区记录到的 8~13Hz 成串正弦脑电波，睁眼时波幅减弱。

眨眼： 清醒期睁眼或闭眼时记录到的 0.5~2.0Hz 共轭垂直眼动波。

阅读眼动： 阅读时记录到的成串共轭眼动波，初始为慢相眼动，随后为方向相反的快相眼动。

快速眼球运动 (REMs)： EOG 导联记录到的共轭、不规则、波峰锐利的眼动波，初始偏转达峰时间通常<500ms，快速眼球运动是 R 期睡眠的特征，也见于清醒状态睁眼扫视周围环境时。

缓慢眼球运动 (SEM)： 共轭、相对规律的正弦眼动，初始偏转达峰时间通常>500ms。缓慢眼球运动可见于闭眼清醒期和 N1 期。

2. 当记录帧显示 2a 或 2b 或二者共存，并且占该帧 50% 以上，判读为 W 期 （见图 4-5）：推荐

　　a. 枕区（闭眼产生 α 节律者）可记录到 α 节律（后部优势节律）

　　b. 与 W 期一致的其他发现（所有受检者）

　　　ⅰ. 眨眼 (0.5~2.0Hz)

　　　ⅱ. 快速眼球运动伴正常或增高的颏肌电

　　　ⅲ. 阅读眼动

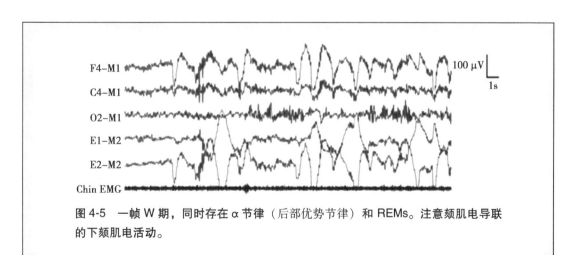

图 4-5　一帧 W 期，同时存在 α 节律（后部优势节律）和 REMs。注意颏肌电导联的下颏肌电活动。

说明：

1. W 期代表清醒状态，包括完全清醒和思睡（drowsiness）早期。思睡的电生理和心理特征可在 W 期出现甚至延续到 N1 期。

2. 在 W 期，闭眼状态主要为 α 节律（后部优势节律）。睁眼状态 EEG 为缺少 α 节律特征的低波幅活动（主要为 β 和 α 频率）。大约 10% 的人在闭眼状态不产生 α 节律，另有 10% 的人只产生少量的 α 节律。在这些人群中，枕区 EEG 活动在睁眼和闭眼状态是相同的。

3. W 期的眼动主要为 0.5~2.0Hz 的快速眨眼。眨眼消失是思睡的最早期标志。随着思睡程度的加深，甚或后部优势节律仍持续存在情况下，可出现缓慢眼球运动。如果是睁眼状态，则可见随意的快速眼球运动和阅读眼动。

4. W 期颏肌电波幅变化较大，但通常高于其他睡眠期。

5. 患者与记录设备脱离期间应判读为 W 期。此期间如果存在短暂的睡眠，对于整体睡眠分期的影响可以忽略。

F. N1 期判读

1. **按照下列定义判读：** 推荐

缓慢眼球运动（SEM）：共轭、相对规律的正弦眼动，初始达峰时间通常 >500ms；缓慢眼球运动可见于闭眼的清醒状态和 N1 期。

低波幅混合频率（LAMF）EEG 活动：主要为 4~7Hz 低波幅脑电活动。

顶尖波（V 波）：波形陡峭，持续时间 <0.5s（在波的基底部测量），中央区导联波幅最大，与背景脑电明显不同。最常见于由清醒向 N1 期转换期间，也可见于 N1 或 N2 期。通常在出生后 4~6 个月时开始出现。

睡眠起始：除 W 期外，所记录到的第一个任何睡眠期帧的始点（在绝大多数个体的第一帧为 N1 期）。

2. **有 α 节律者，如 α 节律减弱并被低波幅混合频率波取代，且后者占一帧的 50% 以上，判读为 N1 期**[1,2,3]。 推荐

3. **无 α 节律者，最初呈现下列现象之一时，判读为 N1 期**[1,2,3,4,5]： 推荐
   a. 较 W 期背景脑电频率减慢 ≥1Hz 的 4~7Hz 脑电波
   b. 顶尖波
   c. 缓慢眼球运动

4. **在没有其他睡眠期证据的情况下，如果这一帧的大部分满足 N1 期标准（EEG 显示 LAMF 活动），判读为 N1 期。显示 LAMF 的 EEG 活动的随后帧继续判读为 N1 期，直到出现其他睡眠分期的证据（通常为 W 期、N2 期或 R 期）。**（见图 4-6） 推荐

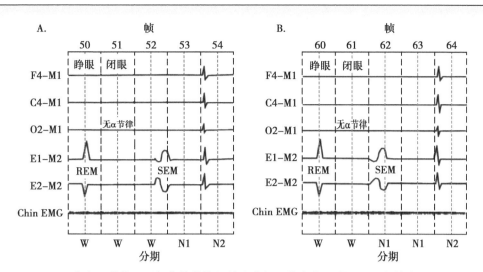

图 4-6　不产生 α 节律（后部优势节律）的患者闭眼状态从 W 期向 N1 期转换。假定 52 帧和 62 帧 EEG 不满足 F.3.a 标准（即基于 EEG 标准不能判读为 N1 期）

A. 52 帧继续判读为 W 期，因为缓慢眼球运动出现在该帧的后半部分。鉴于 N1 起始于缓慢眼球运动的出现，因此 53 帧判读为 N1 期。

B. 62 帧判读为 N1 期，因为缓慢眼球运动出现在该帧的前半帧。63 帧继续判读为 N1 期，直到出现 N2 期证据，即 64 帧前半帧出现 K 复合波。

5. 当 N2 期出现觉醒时，如果 EEG 为低波幅混合频率，没有 1 个或多个 K 复合波和/或睡眠梭形波，其随后帧判读为 N1 期，直到出现其他睡眠期证据（见 G. 判读 N2 期）。**推荐**

6. 当 R 期出现觉醒，随后出现低波幅混合频率 EEG，无后部优势节律但伴有缓慢眼球运动，含有缓慢眼球运动的帧判读为 N1 期，即便颏肌电活动仍低（在 R 期水平）。随后帧继续判读 N1 期，直到出现其他睡眠期证据，通常是 N2 期（见 G.2）或 R 期（见 I.2 和 I.3）。**推荐**

说明：
1. 顶尖波可以存在但不是判读 N1 期的必需条件。
2. N1 期通常呈现缓慢眼球运动，但不是判读必需条件。
3. N1 期颏肌电变化较大，但通常低于 W 期。
4. 因为缓慢眼球运动通常出现在 α 节律减慢之前，不产生 α 节律者的睡眠潜伏期可能稍短于产生 α 节律者。
5. 不应将病理性（如神经性损伤、脑病或癫痫）θ 频率（4~7Hz）误判为 N1 期。对于清醒状态呈现慢背景 EEG 的受检者，进一步观察出现较清醒期背景脑电波减慢>1Hz 非病理性活动时，考虑判读为 N1 期。

G. N2 期判读

1. 按照下列定义判读： 推荐

K 复合波：一个明晰可辨的陡峭负向波之后随即伴发一个正向波，突显在背景 EEG 中，持续时间≥0.5s，通常在额区脑电导联记录的波幅最大。判读觉醒相关性 K 复合波，觉醒必须与 K 复合波同时出现或觉醒发生的始点与 K 复合波止点间不能大于 1s（见 V. 觉醒规则）。

睡眠梭形波：11~16Hz（最常见 12~14Hz）成串出现的明显可辨的波形，持续时间≥0.5s，通常在中央区导联记录的波幅最大。

2. 如果判读帧的前半帧或前一帧的后半帧存在如下 1 或 2 项特征，判读为 N2 期起始（不符合 N3 期判读标准）[1,2,3,4]： 推荐

　　a. 1 个或多个非觉醒相关性 K 复合波

　　b. 1 个或多个睡眠梭形波

3. 一帧中大部分满足 N2 期标准，判读为 N2 期。如果规则 G.2.a 或 G.2.b 中波形同时或随后帧（见图 4-7）为 1 次觉醒，觉醒之前所记录的一段 EEG 判读为 N2（见规则 G.6.b）[1,5]。 推荐

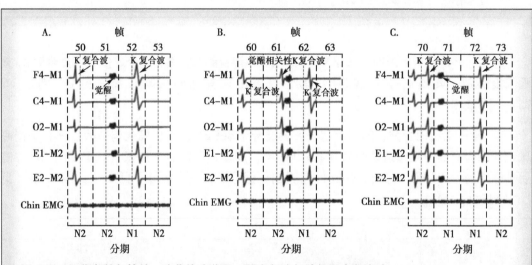

图 4-7　N2 期起始与持续。除非特殊说明，EEG 视为低波幅混合频率波

A. N2 起始。第 50 帧前半部（规则 G.2）由于存在 K 复合波（非觉醒相关）判读为 N2 期。第 51 帧大部分为 N2 持续（规则 G.3），判读为 N2 期。随后为 1 次觉醒，52 帧判读为 N1 期（规则 G.6.b），直到出现其他睡眠分期的证据。在 52 帧的后半帧出现 1 个 K 复合波，故 53 帧判读为 N2 期（规则 G.2）。

B. 在 61 帧结束时，出现 1 个觉醒相关性 K 复合波，62 帧判读为 N1 期（规则 G.6.b）。觉醒相关性 K 复合波不是 N2 期的证据。63 帧按照规则 G.2 判读为 N2 期。

C. 在 70 帧的后半帧出现 K 复合波，N2 期持续，直到 71 帧出现觉醒。由于 71 帧大部分处在觉醒之后，判读为 N1 期。72 帧判读为 N1 期是因为 K 复合波出现在该帧的后半帧。

4. 继续判读不含 K 复合波或睡眠梭形波的低波幅混合频率脑电活动的数帧为 N2 期，如果此前数帧存在下列任一项并且没有觉醒：　推荐

  a. 非觉醒相关性 K 复合波

  b. 睡眠梭形波

5. N3 期记录帧随后不符合 N3 期标准的数帧，如果没有觉醒并且又不满足 W 期和 R 期标准，判读为 N2 期。（见图 4-8）　推荐

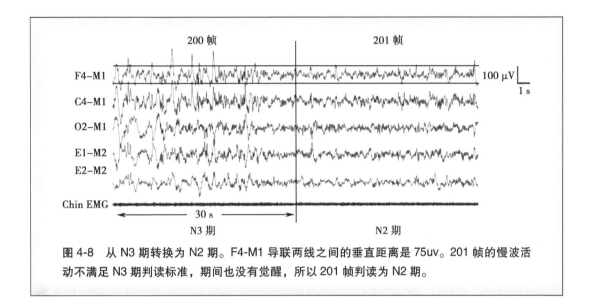

图 4-8　从 N3 期转换为 N2 期。F4-M1 导联两线之间的垂直距离是 75uv。201 帧的慢波活动不满足 N3 期判读标准，期间也没有觉醒，所以 201 帧判读为 N2 期。

6. 出现下列事件之一，判读为一段 N2 期结束[6,7]：　推荐

  a. 转为 W 期

  b. 一次觉醒伴随低波幅混合频率 EEG（转换为 N1，直到出现非觉醒相关性 K 复合波或睡眠梭形波）（见图 4-7）。前提是这一帧不符合 R 期标准（规则 I. 3）（见图 4-11C）

  c. 一次大体动伴随缓慢眼球运动和低波幅混合频率 EEG，并且没有非觉醒相关性 K 复合波或睡眠梭形波，大体动帧后的记录帧判读为 N1 期；如果没有缓慢眼球运动，则大体动帧后的记录帧判读为 N2 期；含有大体动的记录帧采用后述标准 J 判读（见图 4-9）

  d. 转为 N3 期

  e. 转为 R 期

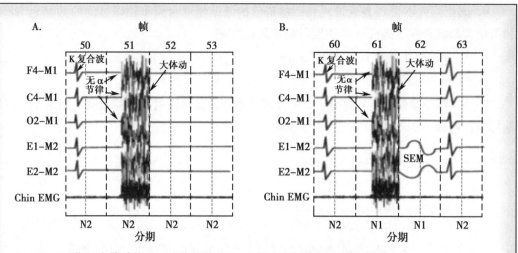

图4-9 N2期因大体动终止。除非特殊说明，EEG视为低波幅混合频率波

A. 52帧继续判读为N2期，因大体动后未出现缓慢眼球运动。51帧按大体动规则（J）判读。由于51帧不存在α活动，并且此前一帧和随后一帧不是W期，大体动帧与其随后帧相同，判读为N2期（N2期判读规则J. 4）。

B. 62帧判读为N1期（大体动后N2期终止），因为大体动后出现缓慢眼球运动和低波幅混合频率EEG（规则G. 6. C）。63帧判读为N2期，因为非觉醒相关性K复合波出现在该帧的前半帧。

说明：

1. 记录帧满足规则G. 2标准，称为明确N2期。如果在N2期和R期判读规则间出现冲突，R期规则优先（见I. 4）。

2. 存在觉醒相关性K复合波的连续数帧，期间无非觉醒相关性K复合波或睡眠梭形波，仍然判读为N1期。

3. 判读N2期睡眠时，觉醒按第Ⅴ章（V. A. 1）觉醒规则判读。

4. 虽然与觉醒有关的频率变化和睡眠梭形波分别在枕区和中央区导联更典型，但仅在额区导联出现时也应当视为睡眠分期的事件。

5. 判读有K复合波和/或睡眠梭形波以及REMs并存的数帧，见规则I. 7。

6. N2期EOG通常无眼球运动，但有些患者可存在缓慢眼球运动。

7. N2期额肌电波幅变化明显，但通常较W期低，也可能同R期一样低。

H. N3期判读[1]

1. 按照下列定义判读[2,3]： 推荐

慢波活动： 频率为0.5Hz～2Hz，在额区测量的正负峰-峰间的波幅>75μV，以对侧耳

部或乳突部电极为参考（F4-M1，F3-M2）。

2. 不考虑年龄因素，当慢波活动占一帧的 20% 以上时判读为 N3 期[4,5,6]。 **推荐**

> **说明：**
> 1. N3 期代表慢波睡眠，替代了 Rechtschatten 和 Kales 命名睡眠分期的 3 和 4 期。
> 2. K 复合波，如果满足慢波定义则视为慢波。
> 3. 满足慢波活动标准的病理性慢波，如各种代谢性脑病、癫痫或痫样脑电活动不能算作慢波睡眠活动。同样，伪迹或非脑源性波也不能被判读为慢波。
> 4. 睡眠梭形波在 N3 期可持续存在。
> 5. 通常 N3 期无眼球运动。
> 6. N3 期颏肌电波幅变化较大，但通常低于 N2 期，有时同 R 期一样低。

I. R 期判读

1. 按照下列定义判读： **推荐**

快速眼球运动（REMs）：EOG 导联记录到的共轭，不规则，波峰锐利的眼动波，初始偏转达峰时间通常 <500ms。快速眼球运动是 R 期睡眠的特征，也可见于清醒状态睁眼扫视周围环境时。

低张力颏肌电：基线肌电张力低于其他任何睡眠期，通常为整个记录期间的最低值。

锯齿波（sawtooth waves）：成串尖锐成三角状的脑电波形，类似锯齿状，$2\sim6$Hz，最大波幅见于颅中央区，通常出现在阵发快速眼球运动之前，但并不总是这样。

短暂肌电活动（transient muscle activity）：短暂不规律阵发的 EMG 活动，持续时间一般 <0.25s，重叠在低张力肌电之上。这种肌电活动可在颏肌电或胫骨前肌电导联记录到，也见于 EEG 或 EOG 导联，后者代表颅神经支配的肌肉电活动（面部和头皮肌肉）。这种活动在快速眼球运动时最明显。

2. 记录帧呈现下列所有现象时判读为 R 期睡眠（明确 R 期）[1,2,3,4,5,6]： **推荐**

　　a. 低波幅混合频率 EEG 活动，无 K 复合波或睡眠梭形波

　　b. 记录帧的大部分呈现低张力颏 EMG，同时有 REMs

　　c. 快速眼球运动可出现在记录帧的任何部位

3. 明确 R 期（依据规则 I.2）之前和之后无快速眼球运动的睡眠帧，如果满足下列所有条件，判读为 R 期：（见图 4-10、图 4-11、图 4-12） **推荐**

　　a. 低波幅混合频率 EEG 活动，无 K 复合波或睡眠梭形波[4]

　　b. 颏肌电张力仍低（在 R 期水平）

　　c. 中间无觉醒（见图 4-11C）

　　d. 无 W 期，或觉醒后不伴缓慢眼球运动[5]

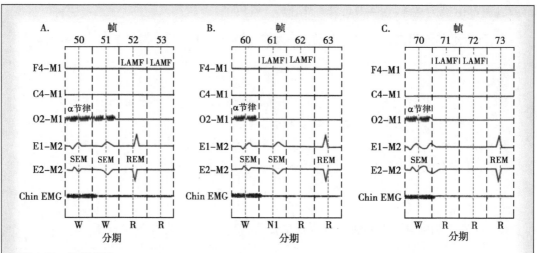

图 4-10 R 期起始

A. 52 帧为明确 R 期。53 帧依据规则 I. 5（R 期持续规则）判读为 R 期

B. 61 帧由于 α 节律被低波幅混合频率（LAMF）EEG 活动取代，判读为 N1 期。这一帧的后半部分有缓慢眼球运动，尽管判读 N1 期不需要有缓慢眼球运动，但缓慢眼球运动的出现使这一帧不能判读为 R 期（规则 I. 3. d）。62 帧依据规则 I. 3 判读为 R 期。

C. 71 帧大部分符合规则 I. 3 标准，判读为 R 期。

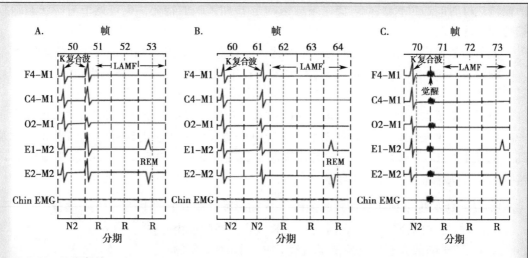

图 4-11 R 期起始

A. 从明确 N2 期（50 帧）转换为明确 R 期（53 帧）。51 帧的大部分和 52 帧的全部为低波幅混合频率 EEG，没有睡眠梭形波和 K 复合波，并且颏肌电是在 R 期水平，因为 51 帧和 52 帧与明确 R 期（53 帧）是连续的，所以 51 帧和 52 帧判读为 R 期。

B. 60 帧为明确 N2 期。61 帧按照 N2 期持续规则判读为 N2 期。62 帧和 63 帧为低波幅混合频率 EEG，无睡眠梭形波和 K 复合波，EMG 在 R 期水平，并且与明确 R 期帧（64 帧）相连续，判读为 R 期。注意，采用规则 G. 2，62 帧将判读为 N2 期。不过 R 期规则（I. 3）优先。

C. 采用规则 G. 6. b，71 帧本应被判为 N1 期（觉醒后 N2 期终止），不过 REM 规则 I. 3 优先，因此 71 帧、72 帧和 73 帧判读为 R 期。

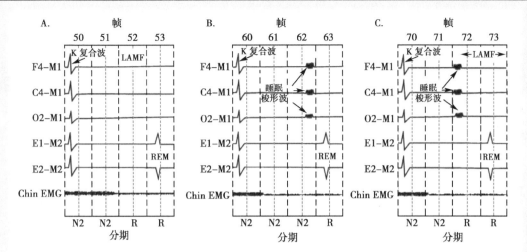

图 4-12　R 期判读

A. 明确 N2 期（50 帧）与明确 R 期（53 帧）之间的转换。52 帧为低波幅混合频率 EEG，无 K 复合波或睡眠梭形波，颏肌电在 51 帧终止前已经降至 R 期水平，判读为 R 期。

B. 明确 N2 期（60 帧）与明确 R 期（63 帧）之间的转换。持续判读为 N2 期，直到最后一个 K 复合波或睡眠梭形波帧。

C. 72 帧判读为 R 期，因为 72 帧的大部分（其前半部分有睡眠梭形波）为低波幅混合频率 EEG，无 K 复合波和睡眠梭形波，颏肌电在 R 期水平，并且这部分记录与明确 R 期（73 帧）是连续的。注意，按照 G.2 规则，72 帧将被判读为 N2 期。不过，规则 I.3 优先于规则 G.2，因为 72 帧大部分符合 I.3 标准，因此这帧判读为 R 期。

4. 如果一帧的大部分符合 R 期标准（规则 I.2，I.3，I.5），判读为 R 期。R 期规则优先于 N2 期规则。（见图 4-11 中 62 帧和图 4-12 中 72 帧）　推荐

5. 明确 R 期（如 I.2 中定义的）随后的睡眠片段，无快速眼球运动，如果满足下列全部标准继续判读为 R 期：（见图 4-13 至图 4-17）　推荐

　　a. EEG 为低波幅混合频率波并无 K 复合波和睡眠梭形波

　　b. 这一帧大部分为低颏肌电张力（R 期水平）

　　c. 中间无觉醒

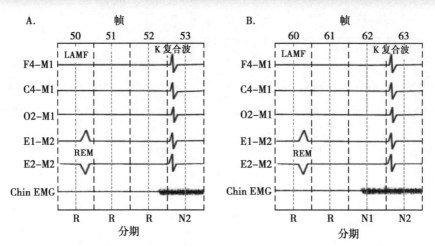

图 4-13　R 期持续和终止规则。除非特殊说明，EEG 视为低波幅混合频率波

A. 第 50 帧为明确 R 期（规则 I. 2）。第 51 帧和 52 帧，额 EMG 仍处于最低水平，EEG 无 K 复合波和梭形波，继续判读为 R 期。第 52 帧后半帧额 EMG 开始增高，仍然判读为 R 期。第 53 帧前半帧出现非觉醒相关性 K 复合波，判读为 N2 期。

B. 第 60 帧为明确 R 期，第 61 帧因为额 EMG 仍低，且 EEG 为低波幅混合频率波，持续判读为 R 期。第 62 帧大部分时间额 EMG 增高，不再判读为 R 期，但该帧 EEG 仍然为低波幅混合频率波，且前半帧无 K 复合波或睡眠梭形波，判读为 N1 期。

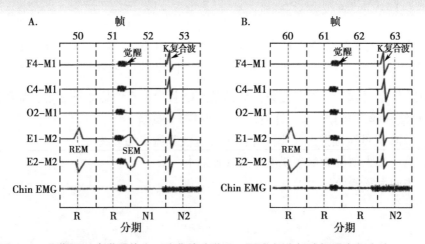

图 4-14　R 期因一次觉醒终止。除非特殊说明，EEG 视为低波幅混合频率波

A. R 期被一次觉醒中断，觉醒后伴有缓慢眼球运动和低波幅混合频率，因此 52 帧判读为 N1 期。

B. R 期被一次觉醒中断，觉醒后 EEG 仍为低波幅混合频率波，无缓慢眼球运动。62 帧继续判读为 R 期，因为 EEG 显示为低波幅混合频率波，并且该帧的大部分额 EMG 仍然低。比较觉醒对中断 R 期与中断 N2 期的影响（图 4-7）。

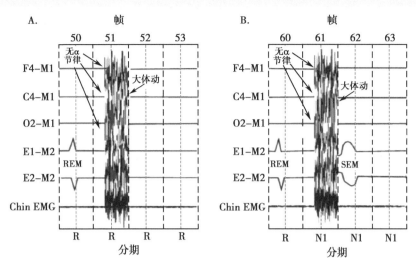

图 4-15　R 期因大体动终止。除非特殊说明，EEG 视为低波幅混合频率波

A. EEG 为低波幅混合频率波，颏 EMG 仍低，且大体动后无缓慢眼球运动，第 52 帧继续判读为 R 期。注意，如果第 51 帧存在 α 活动则判读为 W 期，R 期终止（大体动规则 J）。

B. 第 62 帧，大体动后出现缓慢眼球运动，即使 EEG 为低波幅混合频率并且颏 EMG 张力仍低，也不能判读为 R 期。

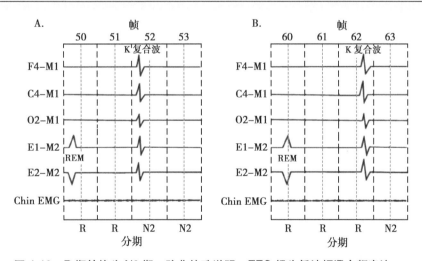

图 4-16　R 期转换为 N2 期，除非特殊说明，EEG 视为低波幅混合频率波

A. 第 50 帧为明确 R 期。第 51 帧按照规则 I.5（R 期持续规则）判读为 R 期。第 52 帧的前半帧出现非觉醒相关性 K 复合波，判读为明确 N2 期。

B. 第 62 帧直到后半帧才出现 K 复合波，仍判读为 R 期。

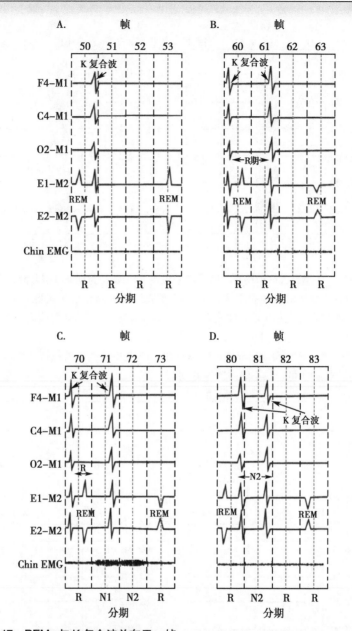

图 4-17 REMs 与 K 复合波并存于一帧

A. 第 50 帧的大部分符合 R 期规则（规则 I. 7. b）判读为 R 期。第 51 帧和第 52 帧按照规则 I. 3 判读为 R 期。

B. 第 60 帧和 61 帧的大部分符合 R 期规则（规则 I. 7. b）判读为 R 期。

C. 第 71 帧大部分颏 EMG 未达到 R 期水平，判读为 N1 期。第 72 帧为明确 N2 期。注意，规则 I. 3 不适用于第 72 帧，因为颏 EMG 未达到 R 期水平。

D. 第 80 帧大部分符合 R 期规则（规则 I. 7. b）判读为 R 期。第 81 帧的大部分符合 N2 期标准（规则 I. 7. a），判读为 N2 期。第 82 帧按照规则 I. 3 判读为 R 期，规则 I. 3 优先于 N2 期判读规则 G. 2。第 83 帧为明确 R 期帧。

6. 发生下列一项或一项以上时判读为 R 期终止：　**推荐**

　　a. 转换为 W 期或 N3 期

　　b. 一帧中大部分 EMG 高于 R 期水平，并且符合 N1 期标准（见图 4-13，62 帧）

　　c. 觉醒后出现低波幅混合频率 EEG 和**缓慢眼球运动**（判读该帧为 N1 期，如果无**缓慢眼球运动**并且颏 EMG 仍然低，则继续判读为 R 期）（见图 4-14）

　　d. 大体动后出现**缓慢眼球运动**和低波幅混合频率 EEG，无非觉醒相关性 K 复合波或睡眠梭形波（大体动随后帧判读为 N1 期，如果无**缓慢眼球运动**并且颏 EMG 仍然低，继续判读为 R 期。含大体动帧采用 J 部分判读规则）（见图 4-15）

　　e. 一或多个非觉醒相关性 K 复合波或睡眠梭形波，呈现在无快速眼球运动记录帧的前半帧，即使颏 EMG 仍然低也判读为 N2 期（见图 4-16）

7. 低颏肌电活动、REMs、睡眠梭形波和/或 K 复合波并存记录帧判读规则[1,2,3,4,5,6]：　**推荐**

　　a. 两个 K 复合波之间，两个睡眠梭形波之间，或者一个 K 复合波与一个睡眠梭形波之间，如果无 REMs 判读为 N2 期。

　　b. 记录帧含有 REMs，无 K 复合波或睡眠梭形波，颏 EMG 在 R 期水平，判读为 R 期。

　　c. 如果一帧的大部分符合 N2 期判读规则，则判读为 N2 期；如果一帧的大部分符合 R 期判读标准，则判读为 R 期（见图 4-17）。

说明：

1. 按照规则 I.2 定义的记录帧被称为**明确 R 期**。

2. R 期的低波幅混合频率波与 N1 期相似，在某些人 R 期可见大量的 α 活动甚至较 N1 期明显，但 R 期 α 频率通常较 W 期慢 1~2Hz。

3. 锯齿波或短暂的肌肉活动强烈支持 R 期的判读，当确定 R 期困难时，这些线索有助于 R 期判读，但并不是 R 期判读的必需条件。

4. 判读低颏 EMG、REMs、K 复合波或睡眠梭形波混合存在的睡眠记录帧见 I.7。

5. 缓慢眼球运动可出现在 R 期，但觉醒之后伴随缓慢眼球运动的同时，存在低波幅混合频率 EEG，即使颏 EMG 仍低，也提示转换为 N1 期。

6. 低颏 EMG、REMs、睡眠梭形波和/或 K 复合波混合存在的形式，通常出现在夜间第一个 REM 片段中。

J. 大体动判读

1. 按照下列定义判读：　**推荐**

　　大体动：身体运动和肌肉干扰占某一记录帧 EEG 的一半以上，导致该帧难以判读睡眠分期。

2. 如果此记录帧部分含有 α 节律（即使<15s），判读为 W 期。 推荐

3. 如果不存在可辨的 α 节律，但大体动帧之前或随后记录帧为 W 期，则该帧也判读为 W 期。 推荐

4. 其他情况下，此帧睡眠分期判读与其随后一帧相同。 推荐

Ⅳ. 睡眠分期规则

第二部分：儿童规则

A. 儿童睡眠分期规则适用年龄

儿童睡眠分期规则适用于出生后 2 个月及其以上儿童的睡眠和清醒期判读[1,2]：推荐

> 说明：
> 1. 小于出生后 2 个月的儿童，参考Ⅳ睡眠分期规则的第三部分：婴儿规则。
> 2. 儿童睡眠分期规则没有明确的年龄上限，请参考儿童专家组文献综述[1]。

参考文献：

1. Grigg-Damberger M, Gozal D, Marcus CL, Quan SF, Rosen CL, Chervin RD, Wise M, Picchietti DL, Sheldon SH, Iber C. The visual scoring of sleep and arousal in infants and children. *J Clin Sleep Med* 2007;3:201–40.

B. 技术规范

对于技术方面的考虑除下列说明之外，参见Ⅳ. 睡眠分期规则第一部分：成人规则和Ⅲ. 技术和数据规范部分[1]。推荐

> 说明：
> 1. 成人 EEG、EOG 和颏 EMG 电极适用于儿童和婴儿，但由于儿童和婴儿头型较小，所以颏 EMG 电极间距离通常需从 2cm 减小到 1cm，EOG 电极距眼睛的距离通常需从 1cm 减小到 0.5cm。

C. 睡眠分期判读总则

1. 下列术语用于 2 月及其以上儿童睡眠分期判读：推荐
   a. W（wakefulness）期（清醒期）
   b. N1（NREM 1）期（非快速眼球运动 1 期）

  c. N2（NREM 2）期（非快速眼球运动 2 期）

  d. N3（NREM 3）期（非快速眼球运动 3 期）

  e. N（NREM）期（非快速眼球运动期）

  f. R（REM）期（快速眼球运动期）

 出生后 2 个月的婴儿并不是所有睡眠脑电波形都发育得好，因此下列情况可能适用[1,2,3,4,5]。

 2. 如果全部 NREM 睡眠记录帧无可识别的睡眠梭形波、K 复合波或 0.5~2.0Hz 的高波幅慢波活动，判读所有记录帧为 N 期（NREM）。 推荐

 3. 如果某些 NREM 睡眠记录帧含有睡眠梭形波或 K 复合波，判读这些帧为 N2 期（NREM 2）。其余 NREM 睡眠记录帧，如果慢波活动小于记录帧的 20%，判读为 N 期（NREM）。 推荐

 4. 如果某些 NREM 睡眠记录帧慢波活动大于 20%，判读这些帧为 N3 期（NREM 3）。其余记录帧，如果无 K 复合波或睡眠梭形波，判读为 N 期（NREM）。 推荐

 5. 如果 NREM 发育完全，即一些记录帧含有睡眠梭形波或 K 复合波，另外一些帧含有大量的慢波活动，此时也可像年龄较大儿童或成人一样，将这些婴儿的 NREM 睡眠判读为 N1、N2 或 N3 期。 推荐

说明：

1. 睡眠梭形波通常出现在出生后 6 周~3 月龄，正常婴儿出生后 2~3 个月都存在。在这一年龄段，梭形波在大脑半球间的发育是不同步的，但在 1 岁以后基本同步。

2. K 复合波通常在出生后 3~6 个月出现。

3. 额区 0.5~2Hz 典型波幅 100~400μV 的 EEG 活动可在 2 月龄时首次出现，通常出现在生后 4~5 月龄。慢波活动判读标准同成人（波幅≥75uV，0.5~2.0Hz）。

4. 绝大部分出生后 5~6 月龄婴儿，偶尔见于出生后 4 月龄婴儿，NREM 睡眠可判读为 N1、N2 或 N3 期。

5. 对出生后小于 6 月龄婴儿，非 EEG 参数对鉴别 NREM 睡眠和 REM 睡眠非常有帮助；这些参数在 REM 睡眠包括：呼吸不规则，额肌电强度减弱，短暂肌电活动（肌肉颤搐）和快速眼球运动；在 NREM 睡眠包括：呼吸规则，无眼球运动，以及额 EMG 活动。

D. W 期判读

1. 按照下列定义判读[1,2,3]： 推荐

眨眼：清醒期睁眼或闭眼时出现的 0.5~2.0Hz 共轭垂直眼动波。

阅读眼动：儿童阅读或扫视周围环境时，记录到成串共轭眼动，特征是初始为慢相眼

动，随后为方向相反的快相眼动。

　　快速眼球运动（REMs）：EOG 导联记录到的共轭、不规则、波峰锐利的眼动波，初始偏转达峰时间通常 <500ms；快速眼球运动为 R 期睡眠的特征，也见于清醒状态睁眼扫视周围环境时。

　　后部优势节律（posterior dominant rhythm，PDR）：清醒放松状态闭目时，在枕区记录到的反应性优势 EEG 节律，婴儿或幼儿时期较慢，睁眼或注意力集中时减弱。最早见于出生后 3～4 月龄时，频率为 3.5～4.5Hz；5～6 月龄时频率为 5～6Hz；3 岁时频率为 7.5～9.5Hz；波幅通常 >50μV。在年龄较大儿童和成人，后部优势节律常被称为 α 节律[1,2]（见表 4-1）。

表 4-1　脑电波形出现的初始年龄

脑电波形	出现年龄
睡眠梭形波	出生后 6 周～3 个月
K 复合波	出生后 3～6 个月
慢波活动	出生后 2～5 个月
后部优势节律	
频率 3.5～4.5Hz	出生后 3～4 个月
频率 5～6Hz	出生后 5～6 个月
频率 7.5～9.5Hz	3 岁
平均频率 9Hz	9 岁
平均频率 10Hz	15 岁
顶尖波	出生后 4～6 个月
睡前超同步	出生后 3～6 个月

2. 下列 1 项或 2 项占记录帧 50% 以上时判读为 W 期： 推荐

　　a. 枕区与年龄相适应的后部优势节律（闭眼产生 α 节律者）

　　b. 与 W 期相一致的其他发现（所有受检者）

　　　ⅰ. 频率为 0.5～2.0Hz 的眨眼

　　　ⅱ. 快速眼球运动伴正常或增高的颏 EMG 活动

　　　ⅲ. 阅读眼动

> **说明：**
> 1. 在婴儿和儿童后部优势节律通常混杂 EEG 慢波节律包括：
>   a. 青春期后部慢波（posterior slow waves of youth，PSW），两侧间断呈现，但常为非对称性 2.5~4.5Hz 慢波，与后部优势节律融合或叠加于其上，通常波幅小于后部优势节律的 120%，睁眼时阻滞，思睡和睡眠时消失。PSW 在小于 2 岁的儿童中不常见，在 8~14 岁最明显，21 岁后不常见。
>   b. 偶发或半节律枕区慢波（random or semi-rhythmic occipital slowing）：<100μV，2.5~4.5Hz 的节律或失节律活动，持续时间<3sec；为 1~15 岁儿童 EEG 正常所见，5~7 岁时特别明显；随着年龄的增长混杂慢波的数量减少但频率增加。
> 2. 自发性闭眼为婴儿思睡信号。
> 3. 儿童阅读眼动波的最高波幅和最锐利部分，通常为在枕区导联记录到的负相波，持续 150~250ms，波幅高达 65μV。

E. N1 期判读

1. **按照下列定义判读：** 推荐

缓慢眼球运动（SEM）： 共轭、相对规律的正弦眼动波，初始偏转达峰时间通常>500ms。缓慢眼球运动可见于清醒闭眼状态和 N1 期。

低波幅混合频率波（LAMF）活动： 主要为 4~7Hz 低波幅脑电活动。

顶尖波： 波形陡峭，持续时间<0.5s（在波形的基底部测量），中央区明显，突显于背景脑电活动之中。通常见于由清醒向 N1 期转换时，但是也可以出现在 N1 或 N2 期。这些波形通常最早出现在出生后 4~6 月龄。

睡眠起始： 除 W 期外，所记录到的第一个任何睡眠期帧的始点（在绝大多数个体的第一帧为 N1 期）。

睡前超同步（hypnagobic hypersynchreny，HH）： 阵发性或弥漫性出现的高波幅正弦波，75~350μV，频率 3~4.5Hz，突然开始，广泛分布，通常在中央区、额区或额中央区最大。这些波形可出现在 N1 期和 N2 期。

2. **产生后部优势节律者，如果后部优势节律减弱或被低波幅混合频率波取代且大于一帧的 50%，判读为 N1 期**[1,2,3,4]。 推荐

3. **不产生后部优势节律者，开始出现下列任一现象时，即判读为 N1 期**[5]： 推荐
    a. 较 W 期背景频率减慢≥1~2Hz 的 4~7Hz 脑电活动
    b. 缓慢眼球运动
    c. 顶尖波
    d. 睡前超同步
    e. 弥散或枕区占优势，高波幅节律性 3~5Hz 脑电活动

说明：

1. 绝大多数人，睡眠起始于 N1 期的第一帧，但是 2 个月以下的婴儿通常起始于 R 期。

2. 出生至 6~8 月龄婴儿思睡的特点是逐渐显现的弥漫性高波幅（通常为 75~200μV）3~5Hz 脑电活动，通常较清醒脑电背景波幅高、弥漫并且慢 1~2Hz。

3. 8 个月~3 岁儿童思睡的特点是弥漫性或突发节律性或半节律性双同步（bisyn-chronous）75~200uV，3~4Hz 脑电活动，通常枕区最明显；和/或较高波幅（>200uV）4~6Hzθ 活动，在额中央区或中央区最明显。

4. 3 岁后，睡眠起始特点通常是比后部优势节律频率慢 1~2Hz 和/或后部优势节律变为弥漫性分布，然后逐渐被低波幅混合频率 EEG 活动所取代。

5. 睡前超同步（hypnagobic hypersynchreny，HH）是思睡和 N1 期睡眠的特征性 EEG，通常随 NREM 期睡眠的深度增加而消失。睡前超同步脑电见于 30% 的出生后 3 月龄婴儿，95% 的 6~8 月龄正常儿童，4~5 岁后少见，11 岁健康儿童只有 10% 出现，12 岁以后罕见。

F. N2 期判读

同成人规则，见成人睡眠分期规则 G 部分[1,2,3]。　**推荐**

说明：

1. 睡眠梭形波通常最早见于出生后 4~6 周龄婴儿，为短暂发生的低波幅 12~14Hz 类正弦波（less-sinusoidal），顶区（vertex（Cz）region）最明显，8~9 周龄时波形成熟并见于所有正常婴儿。

2. 80%<13 岁儿童，睡眠梭形波有 2 个独立的头皮定位区和频率范围：10.0~12.75Hz 位于额区（frontal region）；12.5~14.75Hz 在中央区（central region）或顶中央区（centroparietal region）最明显。

3. K 复合波通常出现在出生后 5~6 月龄期，额前区（pre-frontal region）和额区（frontal region）最明显，与成人相同。

G. N3 期判读

同成人规则，见成人睡眠分期规则 H 部分[1]。

> **说明：**
> 1. 儿童慢波活动通常为高波幅（100~400μV），0.5~2.0Hz 的脑电活动，头皮额区（frontal scalp regions）推荐导联波幅最大，最初出现于出生后 2 月龄，出生后 3~4.5 月龄更常见。

H. R 期判读

同成人规则，见成人睡眠分期规则 I 部分[1]。

> **说明：**
> 1. 婴儿或儿童 R 期持续的低波幅混合频率 EEG 活动与成人相似，尽管优势频率随年龄而增加：出生后 7 周约为 3Hz；5 个月时为 4~5Hz，伴有突发锯齿波；9 个月时为 4~6Hz；1~5 岁可见连续或突发顿挫的 5~7Hzθ 活动出现于背景脑电；5~10 岁时与成人低波幅混合频率波相似。

Ⅳ. 睡眠分期规则

第三部分： 婴儿规则

A. 婴儿睡眠分期规则适用年龄

婴儿睡眠分期规则适用于出生后 0~2 个月内（受精龄 37~48 周）婴儿的睡眠和清醒期判读[1,2,3,4]。 推荐

> **说明：**
>
> 1. 受精龄（conceptional age，CA）是出生时胎龄（gestational age，GA）加上产后周数。胎龄是指母亲末次月经第一天到生产时的完整周数。如果使用辅助生殖技术，CA 按胎龄加 2 周计算。实际年龄（chronological age），即产后或法定年龄，是从出生开始时计算的年龄（可用天、月、年表示）。
> 2. 婴儿出生时分类如下：早产儿（孕期<37 周）；足月儿（孕期 37~42 周）；过期产儿（孕期 42 周后出生）。新生儿是指出生后 28 天内的孩子，婴儿是指年龄 1~12 个月的孩子。
> 3. 了解婴儿 CA 是诠释 EEG 或 PSG 是否正常以及发育是否成熟的关键。因为婴儿无论在官内还是出生后其大脑和 EEG 持续发展及成熟的速度是相似的。
> 4. 早产儿（CA<37 周）睡眠分期判读参考婴儿和儿童专家组文献综述[2]。

参考文献

1. Engle WA. American Academy of Pediatrics Committee on Fetus and Newborn. Age terminology during the perinatal period. *Pediatrics* 2004;114:1362–4.

2. Grigg-Damberger M, Gozal D, Marcus CL, Quan SF, Rosen CL, Chervin RD, Wise M, Picchietti DL, Sheldon SH, Iber C. The visual scoring of sleep and arousal in infants and children. *J Clin Sleep Med* 2007;3:201–40.

B. 技术规范

1. 除下述技术规范，还需参考Ⅳ. 睡眠分期规则的第一部分：成人规则和Ⅲ. 技术和数据规范。 推荐

2. 记录睡眠可按照成人 EEG、EOG 和颏 EMG 电极导联连接，因为婴儿头颅尺寸小，颏 EMG 电极距离通常需要由 2cm 减小到 1cm，EOG 电极距离通常需要从 1cm 减小到 0.5cm。 推荐

3. 由于 2 岁前儿童睡眠梭形波通常不同步，可能在中线中央区（C3-Cz 与 C4-Cz）和中央区 C3-M2 与 C4-M1 更显著，因此应考虑同时安放推荐电极、备份电极和 Cz（如蒙太奇：F4-M1，C4-M1，O2-M1，F3-M2，C3-M2，O1-M2，C4-Cz，C3-Cz）[1]。 选择

4. 由于行为模式很有助于睡眠分期，同步音频和视频记录是非常必要的。 选择

说明：

1. 初始的睡眠梭形波最早出现在 CA43~48 周婴儿的中线中央区（Cz，顶区），通常不同步，因此应考虑同时安放左侧、右侧和中线中央 EEG 导联（如 C3-Cz，Cz-C4）。婴儿的睡眠梭形波通常为 12~14Hz 的低电压波，而不是以后年龄段可见的较宽频率（11~16Hz）范围的波。

C. 睡眠分期判读总则

1. 下列术语用于出生 0~2 个月（CA37~48 周）婴儿睡眠分期判读[1,2]： 推荐
   a. W 期（清醒期）
   b. N 期（NREM）
   c. R 期（REM）
   d. T 期（转换期）

2. 使用以下规则判读： 推荐
   a. 睡眠监测开始后，顺次按每 30sec 记录帧进行睡眠分期的判读
   b. 逐帧标定睡眠期
   c. 如果 2 个或多个睡眠期并存于同一记录帧，哪期所占比例最大判为相应睡眠期
   d. 如果 2 个或更多 PSG 特征呈现在同一记录帧，难以判读为 R 期或 N 期，则判读此帧为 T（transitional）期
   e. 第一帧睡眠判读为睡眠起始[3]

3. 判读 CA 38~48 周婴儿睡眠和清醒期，需基于表 4-2 至表 4-7 所定义的行为观察、呼吸是否规律以及 EEG、EOG 与颏 EMG 的形式。 推荐

4. 基于表 4-2 定义的行为特征判读睡眠[4]。 推荐

5. 基于表 4-3 定义的呼吸特征判读睡眠[5,6]。 推荐

6. 基于表 4-4 定义的 EEG 特征判读睡眠（见图 4-18）。 推荐

7. 根据以下定义和表 4-5 定义的 EOG 特征判读睡眠期。 推荐

眨眼：清醒期睁眼或闭眼导致的 0.5~2.0Hz 共轭、垂直眼动波。

眼球扫视运动：婴儿扫视周围环境或追随物体时出现，由慢相眼动和随后出现的反向快相眼动组成的系列共轭眼球运动[14]。

快速眼球运动（REMs）：EOG 导联记录到共轭、不规则、波峰锐利的眼动波，初始达峰时间<500ms。快速眼球运动是 R 期睡眠的特征，也见于睁眼扫视周围环境时。

表 4-2　各睡眠期行为特征

睡眠期	行为特征
清醒	睁眼的安静或活动状态，眼球扫视运动，哭泣时可见短暂闭眼
N	闭眼，几乎无运动，可见吸吮动作
R	闭眼，闭合眼睑下可见快速眼球运动，扭动，吸吮，扮鬼脸，或面部及肢体的细小活动

表 4-3　各睡眠期呼吸特征

睡眠期	呼吸特征
清醒	不规律，浅而快
N	规律
R	不规律，一些中枢型呼吸停顿（满足或不满足呼吸暂停标准）

表 4-4　各睡眠期 EEG 特征[7,8]

形式	EEG 特征	睡眠期
不连续波		
交替波（Trace alternant，TA）[9,10]	在足月儿中，这种 EEG 形式通常仅见于 N 期。特点是两侧同步对称突发的高电压（50~150μV）1~3 Hz δ 活动，持续 5~6s（范围 3~8s）与低电压（25~50μV）4~7Hz θ 活动（范围 4~12s）交替出现，循环（alternating runs）至少 3 次	N
连续波		
低电压不规则波（Low voltage irregular，LVI）	以 θ 活动为主的连续低波幅混合频率波，伴 δ 波	R，清醒
高电压慢波（High voltage slow，HVS）[11]	主要为连续、同步和对称的 1~3Hz 高波幅 δ 活动	N，R 极少
混合波（Mixed，M）	由高电压慢波和低电压混合节律波构成，二者的出现基本没有周期性，波幅比 HVS 低	W，R，N 极少
有特定意义的波形（waveforms of interest）		
睡眠梭形波[12,13]	12~14Hz，不同步，在中线中央（Cz）和中央区最明显，仅见于 N 期	N

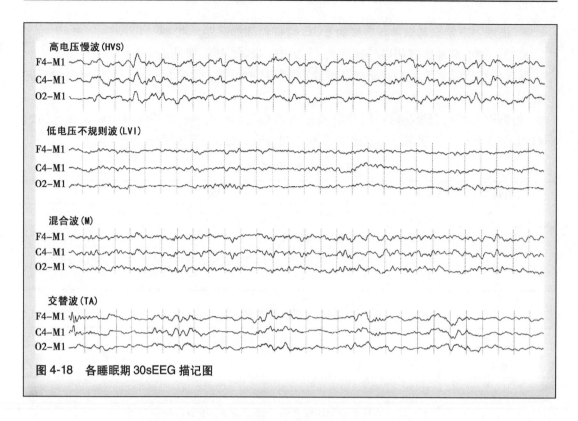

图 4-18 各睡眠期 30sEEG 描记图

表 4-5 各睡眠期 EOG 特征

睡眠期	EOG 特征
清醒	眨眼，快速眼球运动，眼球扫视运动，婴儿在清醒状态也可见短暂闭眼，尤其是哭闹时
N	闭眼，不活动
R	闭眼伴快速眼球运动

8. 根据以下定义和表 4-6 定义的颏 EMG 形式判读睡眠。 推荐

低张力颏肌电：基线肌张力低于其他任何睡眠期，通常为整个记录期间的最低值。

短暂肌电活动（TMA）：短暂不规律突发的 EMG 活动，持续时间一般<0.25s，重叠在低肌电张力之上。这种肌电活动可在颏 EMG 或胫骨前肌 EMG 导联记录到，也见于 EEG 或 EOG 导联，后者代表颅神经支配的肌肉（面部或头部肌肉）电活动。这种活动在快速眼球运动时最明显。

表 4-6 各睡眠期颏 EMG 形式

睡眠期	颏 EMG 形式
清醒	存在，运动伪迹
N	存在，可能较清醒期低
R	低，可见 TMA

表 4-7　表 4-2 至表 4-6 各睡眠期特征总结[15]

分期	行为	呼吸	EEG	EOG	颏 EMG
清醒	睁眼，哭闹，摄食	不规律	LVI 或 M	REMs，眨眼，眼球扫视运动	存在
N	运动较清醒期减少（闭眼，周期性吸吮，偶尔惊跳）	规律	TA，HVS，睡眠梭形波或 M	闭眼无眼动	存在或低
R	闭眼，细小活动	不规律	LVI 或 M（HVS 极少）	REMs 或闭眼无眼动[16]	低，可见 TMA

说明：

1. 如果婴儿的 NREM 睡眠已发育成熟，一些帧包含睡眠梭形波或 K 复合波，其他帧存在足够数量的慢波活动，那么应该按照 Ⅳ. 睡眠分期规则的第二部分：儿童规则 C.5. 判读这些婴儿的 NREM 睡眠为 N1、N2 或 N3 期睡眠。

2. N 期等同于先前使用的术语"安静睡眠（quiet sleep）"，R 期等同于先前使用的术语"活跃睡眠（active sleep）"，T 期等同于先前使用的术语"不确定睡眠（indeterminate sleep）"。

3. 出生至生后 2~3 个月，婴儿睡眠第一帧通常为 R 期。

4. 婴儿进入睡眠的特征包括相对安静、注意力涣散和间断闭眼。如果婴儿闭眼超过 3min，通常认为其睡着了。清醒和睡眠开始转换时，θ 或 δ 活动波幅会增加，尤其在额区导联。

5. 睡眠期间呼吸是否规律是区别 N 期和 R 期睡眠最可信的 PSG 特征。

6. 正常婴儿周期性呼吸通常出现在 R 期，极少出现在 N 期。

7. 睡眠转换时的 EEG 形式可能包含表 4-4 中所列出的任意一种 EEG 的特征。

8. 病理性 EEG 波，例如棘波和慢波、投射节律（projected rhythms）或者由于潜在疾病产生的脑电波，不包括在分期定义之内或也不能按照表 4-4 说明的那样定义睡眠分期。

9. 定义交替波（trace alternant，TA）时允许连同前后帧一起判读。

10. TA 最早出现在 CA 37 周的婴儿，CA 40 周时 TA 是 N 期睡眠最显著的 EEG 形式，CA 44 周后 TA 不再出现。CA 42 周后 TA 间断突发（interburst intervals，IBIs）持续仅 1~2s 并且 IBI 波幅较高。CA 44 周后 TA 被高电压慢波（HVS）活动取代。

11. 高电压慢波（HVS）活动是足月儿（at term）更成熟的 N 期睡眠 EEG 形式，其特征为连续、同步、对称出现的 100~150μV、1~3Hz 的 δ 活动，通常在枕区或中央区最显著。

12. 初始的睡眠梭形波最早出现在 CA 43~48 周婴儿的中线中央（Cz，顶）区且通常不同步，因此应考虑同时安置左侧、右侧和中线中央 EEG 导联（如 C3-Cz，Cz-C4）。此年龄段婴儿的睡眠梭形波通常为 12~14Hz 的低电压波，而不是以后年龄段可见的较宽范围的波（11~16Hz）。

13. 从出生到 2 岁儿童的睡眠梭形波通常是不同步的，因此应考虑同时安置推荐和备份电极（如应考虑设置蒙太奇：F3-M2，F4-M1，C3-M2，C4-M1，O1-M2，O2-M1，C3-Cz，Cz-C4）。

14. 眼球扫视运动早在出生后 2 周的婴儿就能看到。

15. 当同时存在 3 个 NREM 和 2 个 REM 特征或 2 个 NREM 和 3 个 REM 特征时，判读为 T 期（转换期）。

16. 与明确 R 期（包含 REMs）相邻或紧随的睡眠帧。

D. W 期判读

无论 a，b 还是 c 占一帧的大部分，判读为 W 期[1,2]（见图 4-19）： 推荐

a. 睁大眼睛（占一帧的大部分）

b. 发出声音（呜咽、哭泣等）或主动进食

c. 出现以下所有现象

　　i. 间断睁眼

　　ii. 快速眼球运动或眼球扫视运动

　　iii. 持续颏 EMG 张力伴肌肉活动突发

　　iv. 呼吸不规律

　　v. EEG 形式：LVI 或 M[3]

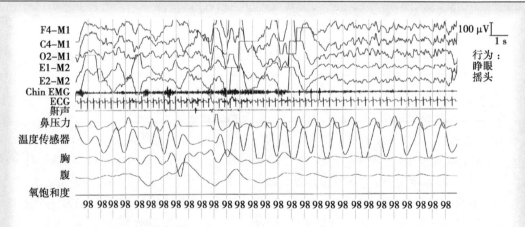

图 4-19　婴儿 30s 清醒期描记图。

EEG：混合频率形式；EOG：存在 REMs；颏肌电：存在（高）；呼吸：不规律；行为：睁眼、摇头。温度传感器为口鼻气流传感器。

说明：

1. 通过行为观察判读清醒期最可靠，因为很多清醒期独有的 EEG 特征直到出生 2 个月才能见到。
2. W 期（清醒）特征性的背景 EEG 是连续、对称、不规则的低-中波幅混合频率波，包括：
   a. 不规则的 θ 和 δ 活动（达 100μV），在 O1，O2 导联波幅最高。
   b. 散在不规律的 α 和 β 活动（达 30μV）。
   c. 节律性 θ 活动（达 50μV），通常在 C3、Cz、C4 波幅最高。
   d. 源自身体活动和眼球运动的伪迹。
3. 可能经常叠加运动伪迹。

E. N 期判读（ NREM ）

存在以下包括规律呼吸在内的 4 条及以上判读规则，并占一帧的大部分则判读为 N 期[1,2]（见图 4-20、图 4-21）：**推荐**

a. 闭目且无眼球活动
b. 存在颏 EMG 张力
c. 呼吸规律（可能出现叹息样呼吸后呼吸停顿）
d. 存在交替（TA）波，高电压慢波（HVS）或睡眠梭形波
e. 较 W 期活动减少

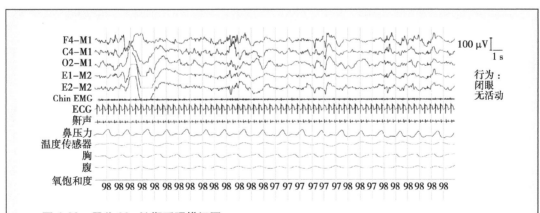

图 4-20　婴儿 30s N 期睡眠描记图
EEG：交替模式；EOG：无快速眼球运动；颏肌电：存在；呼吸：规律；行为：闭眼，无活动。温度传感器为口鼻气流传感器。

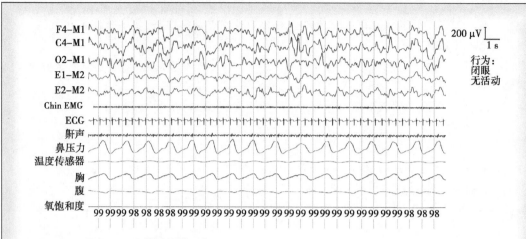

图 4-21 婴儿 30s N 期睡眠描记图

EEG：HVS；EOG：无眼球运动；颏肌电：存在；呼吸：规律；行为：闭眼，无活动。温度传感器为口鼻气流传感器。

说明：

1. N 期颏肌电是多变的，通常较清醒期低，较 R 期高。因此，颏肌电活动（较 R 期高）是判读 N 期睡眠的证据（见表 4-6）。然而，如果一帧同时出现包括规律呼吸在内的至少 4 个 N 期规则，即使颏 EMG 张力仍低，也判读为 N 期。

2. 睡眠期间呼吸是否规律，是区别 N 期和 R 期睡眠最可靠的 PSG 特征。

F. R 期判读规则

1. 存在以下 4 条及以上判读标准，包括呼吸不规律和快速眼球运动，判读为 R 期睡眠（明确 R 期）[1]（见图 4-22）：推荐

   a. 低颏 EMG（占一帧的大部分）[2]

   b. 闭眼，伴至少一次快速眼球运动（与低颏肌电张力同时出现）

   c. 呼吸不规律

   d. 扮鬼脸、吸吮、抽搐或短暂头部活动

   e. EEG 为持续形式且无睡眠梭形波[3]

2. 无快速眼球运动但与明确 R 期相邻或紧随的睡眠片段，如果满足以下全部条件，继续判读为 R 期：推荐

   a. EEG 呈低中波幅混合频率活动，无交替波或睡眠梭形波

   b. 低颏肌电张力并占一帧的大部分

c. 无觉醒（见第 V 章觉醒规则，与儿童和成人规则相同）

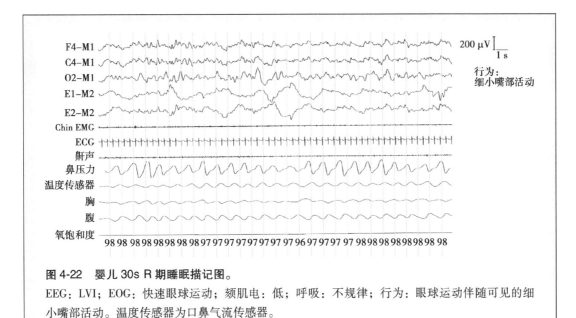

图 4-22　婴儿 30s R 期睡眠描记图。
EEG：LVI；EOG：快速眼球运动；颏肌电：低；呼吸：不规律；行为：眼球运动伴随可见的细小嘴部活动。温度传感器为口鼻气流传感器。

说明：
1. 在婴儿期，第一帧睡眠通常为 R 期。考虑到判定睡眠起始的困难性，见到明确 R 期睡眠帧才开始判读为起始睡眠。
2. 婴儿常见 R 期睡眠帧肌张力失弛缓（持续或短暂颏 EMG 活动）。R 期突发性肌电活动通常与运动有关，两次活动之间的颏 EMG 活动通常较低。
3. 持续的 EEG 形式包括低电压不规则波（LVI）、高电压慢波（HVS）和混合波（M）（见表 4-4）。

G. T 期判读

1. 如果仅有一个 PSG 特征与相应睡眠期不符，仍然判读此帧为相应的 N 期、R 期或 W 期[1,2]。**推荐**

2. 如果同时存在 3 个 NREM 和 2 个 REM 特征或 2 个 NREM 和 3 个 REM 特征，判读此帧为 T（转换）期睡眠（见表 4-7、图 4-23）。**推荐**

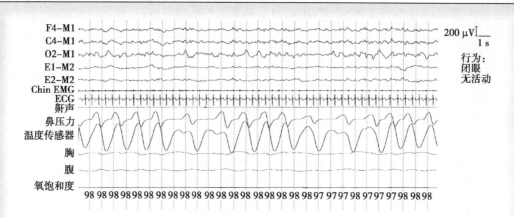

图 4-23 婴儿 30s 转换（T）期睡眠描记图

EEG：LVI；EOG：无快速眼球运动；颏肌电：缺失（低）；呼吸：不规律；行为：无活动，闭眼。在这帧中可见 3 个 R 期特征（LVI，颏肌电缺失，不规律呼吸）和 2 个 NREM 期特征（无运动，无 REMs）。假定前一帧不是明确 R 期。温度传感器为口鼻气流传感器。

说明：

1. 因为婴儿脑电特征的不一致性（包括一个以上睡眠期的生理标志），T 期或不确定睡眠期很常见。

2. 此睡眠期最常见于从清醒向 R 期睡眠转化时、唤醒之前和睡眠起始阶段，因此术语 T 期比不确定睡眠更常用。

H. 参考文献

整个章节Ⅳ. 睡眠分期规则的第三部分：婴儿规则均参考下述文献。

Anders T, Emde R, Parmelee A, editors. A manual of standardized terminology, techniques and criteria for scoring of states of sleep and wakefulness in newborn infants. UCLA Brain Information Service, NINDS Neurological Information Network, 1971. Ref Type: Serial (Book, Monograph).

V. 觉醒规则

觉醒判读

在 N1，N2，N3 或 R 期睡眠如果突发 EEG 频率转换，包括 α、θ 和/或大于 16Hz 频率（但不是睡眠梭形波）持续时间 ≥3s，并且此前至少有 10s 的稳定睡眠，则判读为觉醒。R 期判读觉醒需要同时存在持续至少 1s 的颏 EMG 增高[1,2,3,4,5]。 **推荐**

> **说明：**
> 1. 觉醒需要根据额、中央和枕区导联记录到的信息综合判读。
> 2. 通过观察呼吸事件和/或附加的 EEG 导联等额外信息有助于觉醒判读。不过不能仅凭这些额外信息判读觉醒，也不能凭此修订觉醒的判读规则。
> 3. 如果满足觉醒的全部判读标准，发生在"关灯"和"开灯"记录期间的清醒帧，应该判读为觉醒，并纳入觉醒指数统计。
> 4. 判读觉醒需要之前存在至少 10s 稳定睡眠，可能起始在前一帧，包括此前判读为 W 期的记录帧。
> 5. 如果一次觉醒后立刻转换为 W 期仍可判读为觉醒，即同时判读为觉醒和 W 期。

Ⅵ. 心脏规则

A. 技术规范

推荐采用心电图单一改良Ⅱ导联和放置躯干电极描记[1,2,3,4]（见图6-1）。 推荐

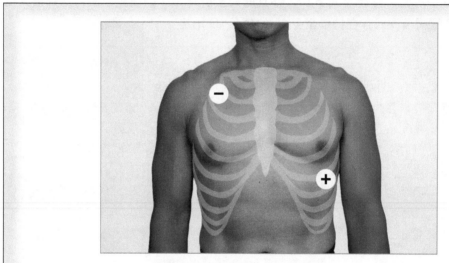

图6-1 心电图记录期间躯干Ⅱ导的电极放置

说明：

1. 如果临床需要，可在专业人员指导下另加导联。
2. 放大记录图形有助于探测心律失常。
3. 经典Ⅱ导联电极放置为右上肢和左下肢，也可放置在躯干，采用右肩和与左髋部平行的放置方法。
4. 为减少伪迹，使用标准ECG电极优于EEG电极。

B. 心脏事件判读[1, 2]

1. 成人睡眠期间窦性心律，心率持续大于90次/分，判读为窦性心动过速[3,4]。 推荐

2. 6岁至成人睡眠期间窦性心律，心率持续小于40次/分，判读为心动过缓[4]。 推荐

3. 6岁至成人心跳停顿大于3s，判读为心脏停搏。 推荐

4. 至少连续 3 次心跳，QRS 波持续时间大于或等于 120ms，心率大于 100 次/分，判读为宽复合波心动过速。 推荐

5. 至少连续 3 次心跳，QRS 波持续时间小于 120ms，心率大于 100 次/分，判读为窄复合波心动过速。 推荐

6. 心室节律绝对不整，正常 P 波被大小、形态、持续时间不等的快速颤动波所取代，判读为心房纤颤。 推荐

说明：
1. 如果导联信号质量能确保准确判读，有意义的心律失常如心脏传导阻滞，应予以报告。
2. 如果认为有临床意义，异位心律应报告。
3. 儿童窦性心律的频率随着年龄的变化而变化，幼儿的心率较成人快。儿童典型的窦性心律参见心脏专家组文献综述。
4. 持续窦性心动过速或心动过缓是指心跳节律稳定持续大于 30s 的心率，以便与呼吸事件或觉醒相关的转换期反应相鉴别。

参考文献

Caples SM, Rosen CL, Shen WK, Gami AS, Cotts W, Adams M, Dorostkar P, Shivkumar K, Somers VK, Morgenthaler TI, Stepanski EJ, Iber C. The scoring of cardiac events during sleep. *J Clin Sleep Med* 2007;3:147–54.

VII. 运动规则

A. 技术规范[1]

1. 监测腿部运动（LMs），体表电极应沿长轴对称放置于胫骨前肌中段，电极间距2~3cm或无论肌肉多短、间隔胫骨前肌1/3长度处。为了呈现腿部运动，应监测双下肢，强烈推荐分置通道。尽管两腿电极合并成单一通道能够满足一些临床需要，但是这可能减少监测到的腿部运动次数（见图7-1）。 推荐

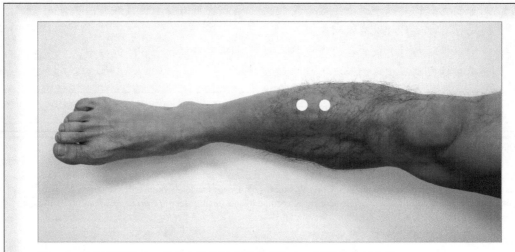

图 7-1　监测腿部运动，体表电极放置在胫骨前肌上。插图非实际比例。

2. 监测腿部运动，应该避免采用60Hz陷波（notch）滤波。阻抗应该小于10kΩ，小于5kΩ更好，但是通常难以获得。 推荐

3. 如临床需要，也可以采用监测腿部运动同样的方法监测上肢运动（见图7-2、图7-3）。 选择

4. 监测磨牙，除了在成人睡眠分期规则章节（Ⅳ.C）陈述的颏肌电放置电极外，也可根据临床需要添加咬肌肌电电极[2]（见图7-4）。 选择

5. 监测REM睡眠的短暂肌肉活动，可采用以下任意一种肌电记录[3]： 选择
　　a. 指浅屈肌（见图7-2）
　　b. 指伸肌（见图7-3）

6. 诊断RBD，必须采用同步视频、音频PSG监测REM睡眠期间的复杂运动行为和

发声。诊断 RBD 除 REM 睡眠肌张力失弛缓的 PSG 证据外，还基于 RBD 发作的病史或特征性梦境扮演的临床病史。推荐

7. 监测节律性运动障碍（rhythmic movement disorder，RMD）时，应该采用双极体表电极，记录所累及较大肌群的肌电活动[3]（见图 7-5）。选择

8. 诊断 RMD，除满足 PSG 标准外，有必要采用同步视频 PSG 精确显示运动障碍的特征。推荐

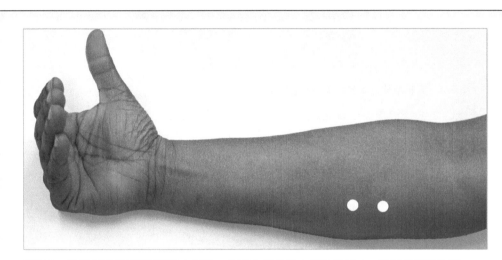

图 7-2　监测 REM 睡眠短暂肌肉活动，体表电极放置在指浅屈肌上。插图非实际比例。

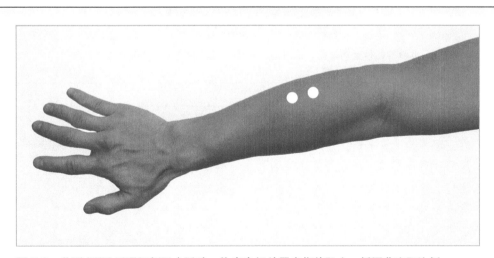

图 7-3　监测 REM 睡眠短暂肌肉活动，体表电极放置在指伸肌上。插图非实际比例。

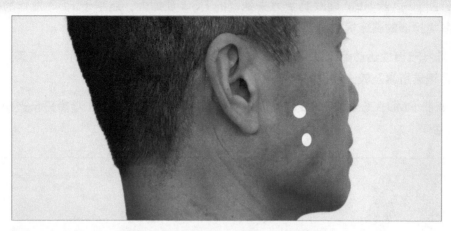

图 7-4   监测磨牙，体表电极放置在咬肌上。插图非实际比例。

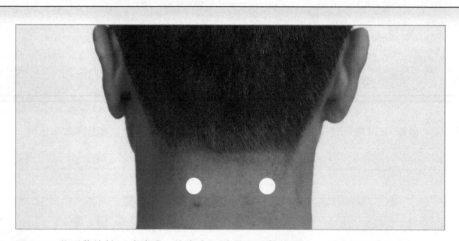

图 7-5   监测节律性运动障碍，体表电极放置在颈椎旁肌上。插图非实际比例。

说明：

1. 为了准确的放置电极，应该指令患者做电极安放处肌肉的收缩活动，这样更容易看清肌肉所在部位。以下是收缩各肌肉的动作：

   胫骨前肌：患者应该将足部向头部方向抬高或者做足部背屈动作。

   指浅屈肌：患者应该只在指根部弯曲手指（避免弯曲远端的两个指关节）。

   指伸肌：患者应该只向背侧伸展手指，而腕关节保持伸直固定。

   咬肌：患者应该做咬牙动作。

2. 如果需要放置两个电极（见图 7-4），两个电极应该间距 2~3cm。放置单个咬肌电极时，可将一个颏肌电电极作为参考电极。

3. 表面电极应该间距 2~3cm。

B. 睡眠周期性肢体运动 （ PLMS ） 判读

1. **有意义的腿动事件 （LM） 定义如下[1]：** 推荐

   a. LM 事件的持续最短时间为 0.5s。

   b. LM 事件的持续最长时间为 10s。

   c. LM 事件 EMG 波幅较静息状态 EMG 增加最小 8μV 以上 （至少持续 0.5s）。

   d. LM 事件起始点定义为 EMG 波幅较静息状态增加 8μV 处。

   e. LM 事件结束点定义为 EMG 波幅与静息状态 EMG 比较不超 2μV 且持续时间至少 0.5s 的起始处。

2. **周期性腿动序列 （PLM series） 定义如下[2]：** 推荐

   a. LM 事件至少连贯出现 4 次才能定义为一组 PLM 序列。

   b. LM 事件之间的周期长度 （连续 LM 事件起始点之间时长） 包括 PLM 事件在内为 5~90s。

   c. 左右两腿的腿动，起始点间相隔小于 5s，计为单次腿动事件。测量这组中的腿动事件 （LMs） 与下 1 个 LM 事件之间的周期长度，应该从第 1 个 LM 事件起点到下 1 个 LM 事件的起点 （见图 7-6）。

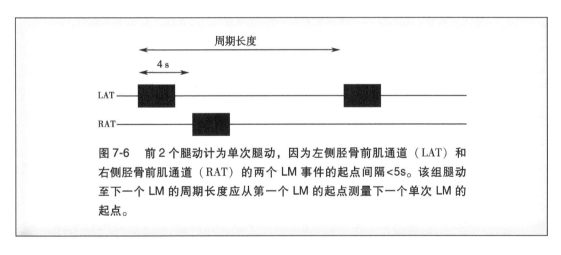

图 7-6　前 2 个腿动计为单次腿动，因为左侧胫骨前肌通道 （LAT） 和右侧胫骨前肌通道 （RAT） 的两个 LM 事件的起点间隔<5s。该组腿动至下一个 LM 的周期长度应从第一个 LM 的起点测量下一个单次 LM 的起点。

3. 如果 1 次觉醒和一组周期性腿动序列 （PLMs） 中的 1 次 LM 事件同时、重叠或者一个事件的结束与另一个事件的开始之间<0.5s，不管哪一事件在先，应当认为彼此相关 （见图 7-7）。 推荐

4. 发生在呼吸暂停、低通气、RERA 或者睡眠呼吸紊乱事件的前后 0.5s 之内的 LM 事件，都不应该被判读为 LM 事件。 推荐

5. 系列腿动事件期间，存在<90s 的清醒期，此时不妨碍将清醒之前和清醒之后发生的 LMs 作为某次 PLM 系列的一部分判读 （见图 7-8）。 推荐

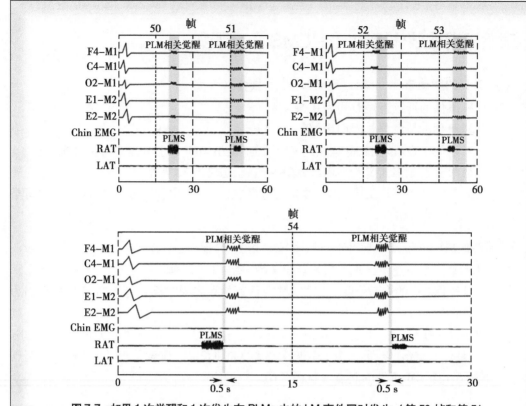

图7-7 如果1次觉醒和1次发生在PLMs中的LM事件同时发生（第50帧和第51帧）、重叠发生（第52帧和第53帧）或者1个事件的结束与另1个事件的开始之间小于0.5s时，不管哪一事件在先（第54帧），认为彼此相关。

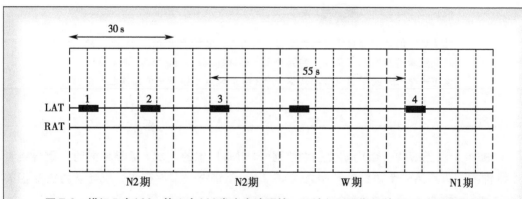

图7-8 描记5次LM。第4次LM发生在清醒帧，不计入睡眠期间的PLM中。但是其余的4次LMs可以计入同一组PLM序列（PLMs）中。

说明：
1. 规则 1.c 胫骨前肌 EMG 高于静息基线状态至少 8μV 定义为有意义的腿动事件。这就要求完全放松的稳定状态的胫骨前肌 EMG 绝对脉冲信号不应该大于 10μV，即正负偏转不超过 ±5μV 或者矫正脉冲信号不超过 +5μV。
2. 当 2 次周期性肢体运动事件间隔小于 10s，并且均伴有 ≥3s 满足觉醒标准的 EEG/额 EMG 变化，只能判读第 1 个 EEG/额 EMG 变化为觉醒（假定此前存在至少 10s 睡眠）。假定两个肢体运动事件起始点间隔 ≥5s，两个肢体运动事件均应判读，但只能判读 1 次 PLM 相关性觉醒（而且仅能判读 1 次觉醒）。

C. 交替性腿部肌肉活动 （ ALMA ） 判读

ALMA 定义如下[1,2,3]： 选择
a. 无相关性、交替性突发的腿部肌肉活动，最少连续出现 4 次才能判读为 ALMA。
b. ALMA 时，EMG 交替突发的最低频率为 0.5Hz。
c. ALMA 时，EMG 交替突发的最高频率为 3.0Hz。

说明：
1. ALMA 在两腿之间交替出现。
2. ALMA 持续时间通常为 100~500ms。
3. 因为尚无临床后果的报告，所以目前认为 ALMA 可能仅仅是与特征性肌电相关的良性运动现象。

D. 入睡前足震颤 （ HFM ） 判读

入睡前足震颤定义如下[1,2]： 选择
a. 成串突发 HFT，最少连续突发 4 次。
b. HFT 时，EMG 突发的最低频率 0.3Hz。
c. HFT 时，EMG 突发的最高频率为 4.0Hz。

说明：
1. 睡前足震颤通常持续 250~1000ms。
2. 因为尚无临床后果的报告，所以目前认为 HFT 可能仅仅是与特征性肌电相关的良性运动现象。

E. 多发片段性肌阵挛（EFM） 判读

EFM 定义如下[1,2,3]： 选择

a. 通常片段肌阵挛 EMG 突发持续时间最长为 150ms。

b. 必须记录至少 20min 的伴有 EFM 的 NREM 睡眠。

c. 每分钟至少应记录到 5 次 EMG 电位。

说明：

1. 因为尚无临床后果的报告，所以目前认为 EFM 可能仅仅是与特征性肌电相关的良性运动现象。

2. 在多数情况下不存在可见的运动，也见不到明显的跨关节抽动。当有跨关节微小运动时，这种运动类似在正常人的 REM 睡眠所看到的手指、足趾和口角间歇抽搐样运动。

3. 某些情况下存在可见的运动时，EMG 突发持续时间可>150ms。

F. 夜间磨牙判读

夜间磨牙定义如下[1,2]： 推荐

a. 夜间磨牙可为短暂（时相性）或持续性（紧张性）颏 EMG 活动增强，其波幅最低应为背景 EMG 的 2 倍。

b. 短暂的颏或咬肌 EMG 活动增高持续 0.25~2s，并且至少规律的出现 3 次。

c. 颏或咬肌 EMG 活动持续增高>2s，判读为夜间磨牙。

d. 每判读 1 次新发夜间磨牙，其前必须存在一段至少 3s 稳定的背景颏 EMG。

e. 采用音频装置与 PSG 结合，在除外癫痫的情况下，整夜 PSG 监测记录到至少 2 次牙齿锉磨声，能可靠地判读为夜间磨牙。

说明：

1. 睡眠期间下颌收缩频繁发生有两种形式：

  a. 持续性（紧张性）下颌强直收缩。

  b. 连续短暂重复（时相性）收缩，又称为节律性咀嚼肌活动（RMMA）。

2. 咬肌 EMG 的特征性变化通常比颏 EMG 的变化更为突出。

G. REM 睡眠行为异常（RBD） PSG 特征判读

1. 按照下列定义判读： 推荐

REM 睡眠持续肌肉活动（紧张性活动）：一帧 REM 睡眠记录中，至少 50% 以上时间记录到颏肌电波幅高于 NREM 睡眠最小波幅。

REM 睡眠多发短暂肌肉活动（时相性活动）：将 30sREM 睡眠记录帧分成 10 个 3s 小帧，至少 5 个（50%）小帧含有突发的短暂肌肉活动。RBD 多发性短暂肌电活动突发持续时间为 0.1~5.0s，其波幅至少为基础肌电波幅的 4 倍。

2. RBD 的 PSG 特征包括下列 1 项或 2 项[1,2,3]： 推荐

a. REM 睡眠存在持续颏 EMG 活动。

b. REM 睡眠存在多发短暂颏或肢体 EMG 活动。

说明：

1. REM 睡眠　短暂的肌肉活动和偶发可见的小群肌肉颤搐是正常现象（见Ⅳ.I.1）。当累及较大肌群时，这种活动与肌肉相连的明显的大关节活动无关。小群肌肉受累时，活动通常累及双手末梢肌群和面部或嘴角肌群。RBD 时短暂肌肉活动增多。

2. REM 睡眠所见持续肌肉活动或多发短暂肌肉活动，可能被叠加的 RBD 行为（通常是梦境扮演）所中断。

3. 正常人 REM 睡眠，颏和胫骨前肌 EMG 可呈现肌张力弛缓状态。此时，EMG 信号基线幅度明显减低。RBD 时，REM 睡眠这种肌张力弛缓明显缺失，频率多变，结果肌电基线幅度通常较高。这种情况下，认为 EMG 是紧张状态而不是弛缓状态。

H. 节律性运动障碍（rhythmic movement disorder, RMD） PSG 特征判读

节律性运动障碍的 PSG 特征定义如下： 推荐

a. 判读节律性运动的最低频率为 0.5Hz。

b. 判读节律性运动的最高频率为 2.0Hz。

c. 构成节律运动群所需独立运动次数最少 4 次。

d. 一次突发节律性活动 EMG 最小波幅应为背景活动的 2 倍。

VIII. 呼吸规则

第一部分：成人规则

A. 技术规范

1. 诊断研究中，识别呼吸暂停，采用口鼻温度气流传感器监测气流[1]。推荐

2. 诊断研究中，当口鼻温度气流传感器失常或信号不可信时，采用下列之一识别呼吸暂停（替代呼吸暂停传感器）[2]：

    a. 鼻压力传感器（有或无平方根转换）推荐

    b. 呼吸感应体积描记传感器总和（RIPsum，校准或未校准）推荐

    c. 呼吸感应体积描记传感器气流（RIPflow，校准或未校准）推荐

    d. 聚偏氟乙烯传感器总和（PVDFsum）可接受

3. 诊断研究中，识别低通气，采用鼻压力传感器（有或无信号平方根转换）监测气流[3]。推荐

4. 诊断研究中，当鼻压力传感器失常或信号不可信时，采用下列之一识别低通气（替代低通气传感器）[2]：

    a. 口鼻温度气流 推荐

    b. RIPsum（校准或未校准）推荐

    c. RIPflow（校准或未校准）推荐

    d. 胸腹 RIP 绑带（校准或未校准）推荐

    e. PVDFsum 可接受

5. 气道正压（PAP）治疗滴定期间，采用 PAP 设备气流信号识别呼吸暂停和低通气。推荐

6. 监测呼吸努力，采用下列方法之一：

    a. 食道压测量法 推荐

    b. 胸腹 RIP 绑带（校准或未校准）推荐

    c. 胸腹 PVDF 绑带 可接受

7. 监测血氧饱和度，采用脉氧仪，在心率 80 次/min 时，可接受最大平均信号时间 ≤ 3s。推荐

8. 监测鼾声，采用声音传感器（如麦克风）压电传感器或鼻压力传感器[4]。推荐

9. 诊断研究中，探测肺泡低通气，采用动脉血二氧化碳分压（PCO_2）、经皮 PCO_2 或呼气末 PCO_2[5,6]。 推荐

10. PAP 治疗滴定期间，探测肺泡低通气，采用动脉血 PCO_2 或经皮 PCO_2[5,6]。 推荐

说明：

1. 温度传感器包括热敏、热电偶或聚偏氟乙烯（PVDF）气流传感器。

2. RIPsum 是来自胸、腹传感器（带）的信号和，信号的幅度大小可估计潮气量。RIPflow 是 RIPsum 的时间导数，信号幅度为估计气流。PVDFsum 是来自胸、腹 PVDF 传感器（带）信号的代数和。可选择记录 RIPsum、RIPflow 或 PVDF-sum。

3. 无平方根转换的鼻压力信号与采用平方根转换的信号比较，判读低通气指数偏高。这种差异对大多数患者无临床意义。

4. 在报告参数中监测鼾声可选（Ⅱ.F）。

5. 在报告参数中监测肺泡低通气可选（Ⅱ.F）。

6. a. 在判读呼气末和经皮 PCO_2 数据的准确性时必须结合临床。当监测数据与临床不符时，监测值就不能视为动脉血 PCO_2 的替代指标。

   b. 当怀疑监测结果的准确性时，经皮 PCO_2 传感器按照操作规程应当用参考气体校准。值得注意的是，经皮 PCO_2 监测值通常较动脉血 PCO_2 变化滞后 2min 或更长。

   c. 在鼻塞、鼻腔分泌物增多、张口呼吸或实施氧疗时，呼气末 PCO_2 监测常常受干扰或显示数据偏低。因此，获得呼气末 PCO_2 监测曲线平台波，对于确认监测结果的有效性至关重要。

B. 呼吸事件持续时间的测量

1. 判读 1 次呼吸暂停或低通气，测量事件所持续的时间，是从呼吸波幅明显下降的最低点到波幅接近基线呼吸的始点这一段时间（见图 8-1、图 8-2，括号标志）。 推荐

2. 判读呼吸暂停事件持续时间，应该用口鼻温度气流传感器信号（诊断研究）或 PAP 设备气流信号（PAP 滴定研究）。判读低通气事件持续时间，应该采用鼻压力信号（诊断研究）或 PAP 设备气流信号（PAP 滴定研究）。当诊断研究传感器失灵或不准确时，可用替代传感器（参见成人技术规范 A.2 和 A.4）。 推荐

3. 基线呼吸波幅确定困难（即呼吸幅度变异较大）时，可根据呼吸气流幅度明显稳定增加，或在已经出现血氧饱和度降低且事件相关的血氧饱和度回升至少 2% 的基础上，判读事件终止。 推荐

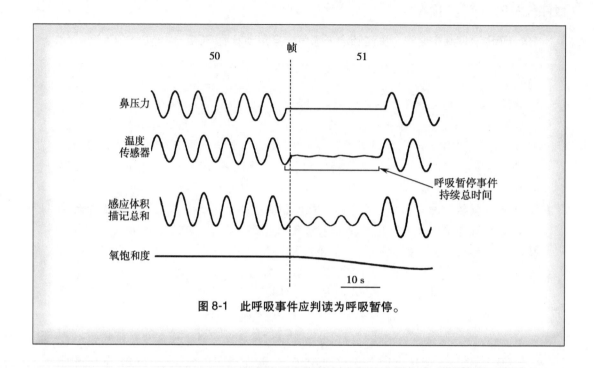

图 8-1 此呼吸事件应判读为呼吸暂停。

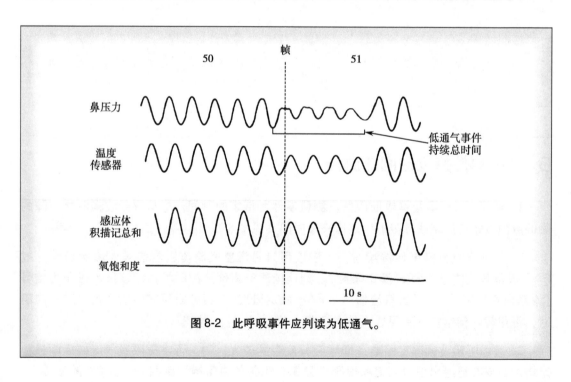

图 8-2 此呼吸事件应判读为低通气。

C. 呼吸暂停判读

1. 满足下列所有标准时判读为呼吸暂停[1,2,3,4]（见图 8-1）： **推荐**
   a. 口鼻温度传感器（诊断研究）或 PAP 设备气流（滴定研究）或替代呼吸暂停传感器（诊断研究）信号曲线峰值较事件前基线值下降≥90%。
   b. 气流下降≥90%的信号持续时间≥10s。

2. 如果满足呼吸暂停标准，并且在整个气流缺失期间存在持续或逐渐增加的吸气努力，判读为<u>阻塞型</u>呼吸暂停。 **推荐**

3. 如果满足呼吸暂停标准，并且在整个气流缺失期间不存在吸气努力，判读为<u>中枢型</u>呼吸暂停。 **推荐**

4. 如果满足呼吸暂停标准，并且在整个气流缺失期间的初始不存在吸气努力，但在事件的后期出现吸气努力，判读为<u>混合型</u>呼吸暂停[5]。 **推荐**

> **说明：**
> 1. 判读呼吸暂停不需要血氧饱和度降低的标准。
> 2. 如果一次呼吸事件一部分符合低通气标准，另一部分符合呼吸暂停标准，整个事件应判读为呼吸暂停。
> 3. 如果呼吸暂停或低通气事件起始或终止在某一睡眠帧，判读为相应的呼吸事件并且纳入 AHI 统计。当患者 AHI 较高并且频发呼吸事件严重干扰睡眠时，常常会出现这种情况，此时呼吸事件可能终止在睡眠时间<15s 被判读为清醒的某一帧，也就是说此清醒帧含有部分呼吸事件。不过，如呼吸暂停或低通气事件完全在某一清醒帧，那就不应该判读为睡眠呼吸事件或纳入 AHI 统计，因为这种情况下难以给出明确的定义。如果 PSG 监测期间这些情况明显和/或干扰入睡，在研究报告的总结中应予以说明。
> 4. 替代呼吸暂停传感器见成人技术规范（A.2）。
> 5. 没有足够证据支持混合型呼吸暂停事件中阻塞型和中枢型成分的具体持续时间。因此，没有关于混合型呼吸暂停事件各成分特定持续时间的推荐。

D. 低通气判读

判读低通气是中枢型还是阻塞型事件，在睡眠监测报告参数中为选择项目（Ⅱ.F）。

1A. 满足下列全部标准判读为低通气 [1,2,3]（见图 8-2）： **推荐**
   a. 采用鼻压力传感器（诊断研究），PAP 设备气流（滴定研究）或替代低通气传感器（诊断研究）记录的呼吸气流信号峰值较基线下降≥30%。

b. 气流下降≥30%的持续时间≥10s。

c. 血氧饱和度较事件前基线值下降≥3%或事件伴随觉醒。

1B. 满足下列全部标准判读为低通气[1,2,3]： 可接受

a. 采用鼻压力传感器（诊断研究）PAP 设备气流（滴定研究）或替代低通气传感器（诊断研究）记录的呼吸气流信号峰值较基线下降≥30%。

b. 气流下降≥30%的持续时间≥10s。

c. 血氧饱和度较事件前基线值下降≥4%。

2. 如果选择判读阻塞型低通气，满足下列之一时判读为<u>阻塞型低通气</u>： 推荐

a. 事件期间伴有鼾声。

b. 与基线呼吸相比，鼻压力或 PAP 设备气流信号出现吸气平台波。

c. 事件期间存在相关的胸腹矛盾运动，但在事件前不存在。

3. 如果选择判读中枢型低通气，排除下列全部情况判读为<u>中枢型低通气</u>： 推荐

a. 事件期间伴有鼾声。

b. 与基线呼吸相比，鼻压力或 PAP 设备气流信号出现吸气平台波。

c. 事件期间存在相关的胸腹矛盾运动，但在事件前不存在。

说明：

1. 采用判读低通气事件的标准（1A 或 1B）应当在 PSG 报告中说明。

2. 替代低通气传感器见成人技术规范（A.4）。

3. 氧疗可能钝化血氧饱和度下降。目前还没有关于氧疗患者和不出现血氧饱和度降低时低通气事件的判读指南。诊断研究中，如果患者实施氧疗，应在研究报告的总结中说明。

E. 呼吸努力相关觉醒判读

在睡眠监测报告参数（Ⅱ.F）中，呼吸努力相关觉醒为可选项目。

如果选择判读呼吸努力相关觉醒（RERA），当呼吸事件持续≥10s，不符合呼吸暂停或低通气判读标准，同时伴随呼吸努力增强，或鼻压力（诊断研究）或 PAP 设备气流（滴定研究）波形的吸气相扁平，导致患者从睡眠中觉醒，判读为呼吸努力相关觉醒（见图 8-3）。 推荐

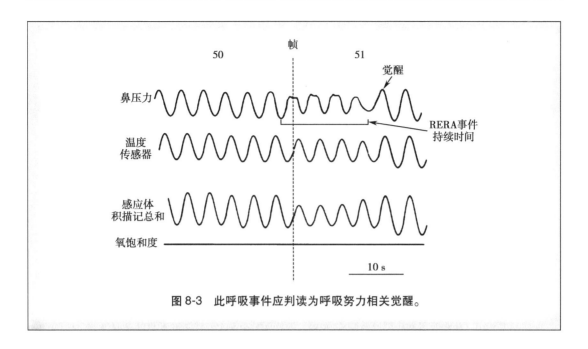

图 8-3　此呼吸事件应判读为呼吸努力相关觉醒。

F. 肺泡低通气判读

在睡眠监测报告参数（Ⅱ.F）中，肺泡低通气为可选项目。

如果选择判读肺泡低通气，当出现下列之一时，判读为肺泡低通气[1,2]：推荐

a. 动脉血（或替代监测方法）PCO_2 升高且数值>55mmHg，持续≥10min。

b. 睡眠期间动脉血（或替代监测方法）PCO_2 较清醒静息仰卧位增高≥10mmHg，并且数值>50mmHg，持续≥10min。

> **说明：**
> 1. 替代肺泡低通气传感器见成人技术规范（A.9 和 A.10）。
> 2. 压力单位由 mmHg 换算为 kPa，采用以下换算系数：1mmHg=0.133kPa

G. 陈-施呼吸判读

同时满足下列 2 项标准判读为陈-施呼吸[1,2]（见图 8-4）：推荐

a. 连续发生的中枢型呼吸暂停和/或中枢型低通气事件≥3 次，事件之间被渐升与渐降的呼吸波分隔，周期时间≥40s。

b. ≥2h 睡眠监测期间，每小时睡眠相关中枢型呼吸暂停或中枢型低通气事件≥5 次，同时伴逐渐升高和逐渐下降呼吸变化形式。

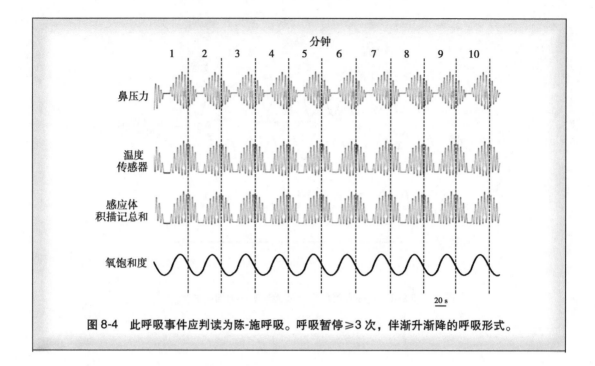

图 8-4　此呼吸事件应判读为陈-施呼吸。呼吸暂停≥3 次，伴渐升渐降的呼吸形式。

说明：

1. 周期长度，是指从中枢型呼吸暂停开始至随后的渐升与渐降呼吸周期结束（下一次呼吸暂停开始）。
2. 在一段陈-施呼吸中发生的中枢型呼吸暂停，也应该判读为单独的呼吸暂停事件。

Ⅷ. 呼吸规则

第二部分：儿童规则

A. 儿童呼吸规则适用年龄

婴儿和儿童睡眠呼吸事件标准适用于年龄<18岁者，但睡眠专家意见可能选用成人标准判读≥13岁儿童的呼吸事件[1]。 推荐

> **说明：**
> 1. 一些研究表明，采用2007年AASM成人规则判读与儿童标准比较，使用后者青春期患者的呼吸暂停低通气指数（AHI）较高。由于现行成人低通气规则1A和儿童低通气规则相同，因此采用成人与儿童判读规则比较AHI结果差异不大。

B. 技术规范

1. 诊断研究中，识别呼吸暂停，采用口鼻温度气流传感器监测气流[1]。 推荐

2. 诊断研究中，当口鼻温度气流传感器失常或信号不可信时，采用下列之一识别呼吸暂停（替代呼吸暂停传感器）[2]：
   a. 鼻压力传感器（有或无平方根转换） 推荐
   b. 呼吸感应体积描记传感器总和（RIPsum，校准或未校准） 推荐
   c. 呼吸感应体积描记传感器气流（RIPflow，校准或未校准） 推荐
   d. 呼气末PCO_2 可接受

3. 诊断研究中，识别低通气采用鼻压力传感器（有或无信号平方根转换）监测气流[3]。 推荐

4. 诊断研究中，当鼻压力传感器失常或信号不可信时，采用下列之一识别低通气（替代低通气传感器）[2]：
   a. 口鼻温度气流 推荐
   b. RIPsum（校准或未校准） 推荐
   c. RIPflow（校准或未校准） 推荐
   d. 胸腹RIP绑带（校准或未校准） 推荐

5. 气道正压（PAP）治疗滴定期间，采用 PAP 设备气流信号识别呼吸暂停和低通气。 推荐

6. 监测呼吸努力，采用下列方法之一：
   a. 食道压测量法 推荐
   b. 胸腹 RIP 绑带（校准或未校准） 推荐

7. 监测血氧饱和度，采用脉氧仪，在心率 80 次/min 时，可接受最大平均信号时间应 ≤3s。 推荐

8. 监测鼾声，使用声音传感器（如麦克风）、压电传感器或鼻压力传感器[4]。 推荐

9. 诊断研究中，探测肺泡低通气，使用动脉血 PCO_2、经皮 PCO_2 或呼气末 PCO_2[5,6]。 推荐

10. PAP 治疗滴定期间，探测肺泡低通气，使用动脉 PCO_2 或经皮 PCO_2[5,6]。 推荐

说明：

1. 温度传感器包括热敏、热电偶或聚偏氟乙烯（PVDF）气流传感器。

2. RIPsum 是来自 RIP 胸、腹传感器（绑带）的代数和，信号的大小可估计潮气量。RIPflow 是 RIPsum 的时间导数，可估计气流。可选择记录 RIPsum 或 RIRflow。

3. 无平方根转换的鼻压力信号与采用平方根转换的信号比较，判读低通气指数偏高。这种差异对大多数患者无临床意义。

4. 在报告参数（Ⅱ.F）中监测鼾声可选。

5. 在报告参数中（Ⅱ.F）中，诊断研究推荐监测肺泡低通气，PAP 治疗滴定期间监测肺泡低通气是可选的。

6. a. 在判读呼气末和经皮 PCO_2 数据准确性时必须结合临床。当监测数据与临床不符时，监测值就不能视为动脉血 PCO_2 的替代指标。

   b. 当怀疑监测结果的准确性时，经皮 PCO_2 传感器按照操作规程应当用参考气体校准。值得注意的是，经皮 PCO_2 监测值通常较动脉血 PCO_2 变化滞后 2min 或更长。

   c. 在鼻塞、鼻腔分泌物增多、张口呼吸或实施氧疗时，呼气末 PCO_2 监测常常受干扰或显示数据偏低。因此，获得呼气末 PCO_2 监测曲线平台波，对于确认监测结果的有效性至关重要。

C. 呼吸事件持续时间的测量

同成人呼吸事件的测量（B.1-3） 推荐

D. 呼吸暂停判读

1. **满足下列所有标准时判读为呼吸暂停[1]：** 推荐
   - a. 口鼻温度传感器（诊断研究），或 PAP 设备气流（滴定研究），或替代呼吸暂停传感器监测（诊断研究）信号曲线峰值较事件前基线值下降≥90%。
   - b. 传感器信号下降≥90%的持续时间符合阻塞型、混合型或中枢型呼吸暂停持续时间的最低标准。
   - c. 事件满足阻塞型、混合型或中枢型呼吸暂停的呼吸努力的标准。

2. **如果满足呼吸暂停标准，并且持续至少 2 个基线呼吸周期时间，同时整个呼吸气流缺失期间存在相关的呼吸努力，判读为阻塞型呼吸暂停。** 推荐

3. **如果满足呼吸暂停标准，同时整个事件期间没有相关的吸气努力，并且存在下列之一项，判读为中枢型呼吸暂停：** 推荐
   - a. 事件持续≥20s。
   - b. 事件持续时间至少为基线呼吸的 2 个呼吸周期，同时伴相关性觉醒或≥3%氧饱和度降低。
   - c. 事件持续时间至少为基线呼吸的 2 个呼吸周期，并且呼吸事件相关心率减低至<50 次/min 持续至少 5s，或心率减低至<60 次/min 持续时间 15s（仅用于 1 岁以内婴儿）。

4. **如果满足呼吸暂停标准，并持续至少 2 个基线呼吸周期时间，同时整个呼吸气流缺失期间一部分不存在相关的呼吸努力而另一部分存在相关的呼吸努力，不论哪一部分在先，均判读为混合型呼吸暂停。** 推荐

> **说明：**
> 1. 替代呼吸暂停传感器见儿童技术规范（B.2）。

E. 低通气判读

判读低通气是中枢型还是阻塞型事件，在睡眠监测报告参数中为可选项目（Ⅱ.F）。

1. **如果满足下列全部标准判读为低通气[1]：** 推荐
   - a. 采用鼻压力传感器监测（诊断研究），PAP 设备气流（滴定研究），或替代低通气传感器监测（诊断研究）呼吸气流信号峰值较基线下降≥30%。
   - b. 气流下降≥30%的信号下降持续时间≥2 个呼吸周期。
   - c. 血氧饱和度较事件前基线值下降≥3%，或事件伴觉醒。

2. **如果选择判读阻塞型低通气，满足下列之一时判读为阻塞型低通气：** 推荐
   a. 事件期间伴有鼾声。
   b. 与基线呼吸相比，鼻压力或 PAP 设备气流信号出现吸气平台波。
   c. 事件期间存在相关的胸腹矛盾运动，但是在事件前不存在。

3. **如果选择判读中枢型低通气，不满足以下任一标准时判读为中枢型低通气：** 推荐
   a. 事件期间伴有鼾声。
   b. 与基线呼吸相比，鼻压力或 PAP 设备气流信号出现吸气平台波。
   c. 事件期间存在相关的胸腹矛盾运动，但是在事件前不存在。

说明：
1. 替代低通气传感器见儿童技术规范（B.4）。

F. 呼吸努力相关觉醒判读

在睡眠监测报告参数（Ⅱ.F）中，呼吸努力相关觉醒为可选项目。

选择判读呼吸努力相关觉醒，如果呼吸事件持续≥2 个呼吸周期（或 2 个基线呼吸周期时间），不符合呼吸暂停或低通气判读标准，并且导致从睡眠中觉醒，将其判读为 RERA。呼吸事件存在下列一项或多项特征： 推荐
   a. 呼吸努力增强
   b. 鼻压力（诊断研究）或 PAP 设备气流（滴定研究）波形吸气相部分扁平
   c. 鼾声
   d. 呼气末 PCO_2 较呼吸事件前基线升高

G. 判读肺泡低通气

在诊断研究中推荐监测儿童肺泡低通气，PAP 滴定期间监测肺泡低通气为可选项目。

如果选择判读睡眠肺泡低通气，当动脉血（或替代监测方法）$PCO_2 > 50mmHg$，且持续时间 > 25% 总睡眠时间时，可判读为肺泡低通气[1,2]。 推荐

说明：
1. 替代肺泡低通气传感器见儿童技术规范（B.9 和 B.10）。
2. 压力单位由 mmHg 换算为 kPa，采用以下换算系数：1mmHg = 0.133kPa。

H. 周期性呼吸判读

如果中枢呼吸暂停（无呼吸气流及吸气努力）事件持续>3s，事件数≥3次，被≤20s 的正常呼吸所分隔，判读为周期性呼吸[1]。 推荐

> 说明：
> 1. 周期性呼吸中所发生的中枢型呼吸暂停，应判读为独立的呼吸暂停事件。

IX. 成人家庭睡眠呼吸暂停监测（HSAT）规则

第一部分：使用呼吸气流和/或呼吸努力进行 HSAT

推荐参数必须报告。选择参数经过临床医师或研究者慎重考虑可以监测，如监测就应报告。

A. 一般参数[1]

1. 设备类型	推荐
2. 气流传感器类型[2]	推荐
3. 呼吸努力传感器类型（单个或双个）	推荐
4. 血氧饱和度	推荐
5. 心率（ECG 或源自血氧监测仪）	推荐
6. 体位	选择
7. 睡眠/清醒时间或监测时间（说明监测方法）[3]	选择
8. 鼾声（声学、压电传感器或源自鼻压力传感器信号）	选择

> **说明：**
> 1. 替代监测方法见本章第 2 部分：使用外周动脉张力（PAT）进行 HSAT。
> 2. 也可选用潮气量传感器（如 RIPsum）。
> 3. 睡眠应由 EEG、EOG 及颏 EMG 肌电记录确定。应在报告中说明判定监测时间（monitoring time，MT）的方法。

B. 报告记录数据

1. 记录开始时间（h：min）	推荐
2. 记录结束时间（h：min）	推荐
3. 总记录时间（TRT，min）（包括清醒和伪迹所占时间）	推荐

续表

4. 监测时间[1]（MT, min）（用于计算呼吸事件指数）[2]	推荐
5. 总睡眠时间（TST, min）（如果记录）[3]	选择
6. 心率（平均值、最高值、最低值）	推荐
7. 呼吸事件（RE）次数	推荐
7a. 呼吸暂停次数	推荐
7b. 低通气次数	推荐
7c. 阻塞型、中枢型和混合型呼吸暂停次数	选择
8. 呼吸事件指数（REI）（基于监测时间，MT）=（呼吸事件总次数×60）/MT（min）	推荐
9. 呼吸暂停-低通气指数（AHI）=［（呼吸暂停次数+低通气次数）×60］/TST（min）（仅监测睡眠时适用）	推荐
10. 仰卧位和非仰卧位 REI 或 AHI	选择
11. 中枢型呼吸暂停指数（CAI）=（中枢呼吸暂停次数×60）/MT（min）	选择
12. 血氧饱和度监测（以下 3 个参数之一）[4]	推荐
12a. ≥3%或≥4%血氧饱和度降低指数（ODI）=（≥3%或≥4%血氧饱和度降低次数×60）/MT（min）［指明测量的血氧饱和度下降是≥3%还是≥4%][5]	
12b. 动脉血氧饱和度，均值，最大值和最小值	
12c. 动脉血氧饱和度≤88%（或其他阈值）的时间	
13. 鼾声（如果记录）	选择

说明：

1. 监测时间（MT）= 总记录时间减去伪迹和经体动仪、体位传感器、呼吸形式或患者睡眠日记确定的患者清醒时间。应描述确定 MT 的方法。另外因理赔需要，医师用 MT 替代总记录时间（TRT）可能需要在 HSAT 报告上说明。
2. 呼吸事件指数（REI）= 呼吸事件总次数×60/监测时间。因理赔需要，医师用 REI 替代 AHI 时须在 HSAT 报告上注明。
3. 该项是指监测 EEG、EOG 和颏 EMG 的情况下。
4. 报告所有 3 个参数会为临床医生提供重要信息。
5. ODI 报告的氧降应当与判读低通气事件的氧降标准相同。例如，如果判读低通气是基于≥3%氧降，则 ODI 应为≥3%氧降次数×60/MT。

C. 概述

1. 监测日期/报告日期	推荐
2. 监测技术的适宜性（据睡眠中心政策和程序定义）	推荐
2a. 因为技术问题需重复监测的说明	推荐
2b. 监测的局限性	推荐
3. 解读 REI（基于 MT）或 AHI（如记录睡眠）	推荐
4. 鼾声	推荐
5. 解释	推荐
5a. 监测是否支持 OSA 的诊断	推荐
5b. 诊断严重程度的陈述（如果适用）	推荐
5c. 如果监测不支持诊断，推荐进行睡眠中心 PSG 监测（如果有临床指征）	推荐
6. 解释医生打印姓名并亲笔签名（验证已审核原始数据）	推荐
7. 符合《AASM 临床指南》和《实践参数》推荐的处置意见	推荐
8. 监测设备的详细信息（如果可以的话）	选择

D. 技术和数据规范： HSAT 设备记录特征

1. FDA 认证的设备	推荐
2. 各部件唯一的标识符	推荐
3. 必须达到 CPT 编码 95800，95801 或 95806[1] 最低标准	推荐
4. 能够记录血氧饱和度	推荐
5. 能够监测心率	推荐
6. 回放、人工判读或编辑自动分析结果时能够显示原始数据[2]	推荐
7. 能够基于监测时间（MT）计算呼吸事件指数（REI），替代 PSG 监测时的呼吸暂停低通气指数（AHI）	推荐
8. 能够记录设备的详细使用情况	选择

> **说明：**
> 1. 95800—睡眠监测，非值守，同步记录；心率、血氧饱和度、呼吸事件分析（如通过气流或外周动脉张力监测）和睡眠时间。
>
>   95801—睡眠监测，非值守，同步记录；心率、血氧饱和度、呼吸事件分析（如通过气流或外周动脉张力）。
>
>   95806—睡眠监测，非值守，同步记录；心率、血氧饱和度、呼吸气流和呼吸努力（如胸腹运动）。
> 2. 可详尽回放显示原始数据，并具有编辑事件的功能。

E. HSAT 呼吸事件判读规则： 技术规范

1. HAST 诊断研究中，采用呼吸气流识别呼吸事件，至少使用以下一种传感器[1]：

   a. 口鼻温度气流传感器[2] 推荐

   b. 鼻压力传感器（有或无平方根转换）[3,4] 推荐

   c. 替代传感器包括[5]：

      i. 呼吸感应体积描记传感器总和（RIPsum）或呼吸感应体积描记传感器气流（RIPflow） 推荐

      ii. PVDFsum 可接受

2. 监测呼吸努力，采用下列技术之一[6]：

   a. 单或双胸腹 RIP 绑带[5] 推荐

   b. 单或双胸腹 PVDF 绑带[5] 可接受

   c. 单或双压电胸腹绑带[5] 可接受

   d. 单或双充气带（pneumatic belts）[5] 可接受

3. 使用脉氧仪监测血氧饱和度[7]。 推荐

4. 监测鼾声，采用声音传感器（如麦克风），压电传感器或鼻压力传感器。 选择

> **说明：**
> 1. 至少需要一个气流传感器。最好能同时采用口鼻温度传感器和鼻压力传感器记录气流。也可选择上面所列出的某一种传感器替代口鼻温度传感器。
> 2. 温度传感器包括热敏，热电偶或聚偏氟乙烯（PVDF）气流传感器。如不同步使用鼻压力传感器监测，有些温度传感器可能会减低探测低通气的敏感性。
> 3. 无平方根转换的鼻压力信号与采用平方根转换的信号比较，判读低通气指数偏高。这种差异对大多数患者无临床意义。
> 4. 如果使用鼻压力信号而未同步记录口鼻温度传感器信号，可能会将有些低通气判读为呼吸暂停。

5. RIPsum 是胸腹 RIP 传感器（带）信号合计，用于估算潮气量。RIPflow 是 RIP-sum 的时间导数，用于估算气流。PVDFsum 是胸腹 PVDF 传感器（带）信号合计。

6. 只有 CPT 编码 95806 的设备要求监测呼吸努力。如果监测呼吸努力至少应用一项以上技术，最好使用胸腹双监测带，单条呼吸监测带也能够接受。

7. 氧饱和度记录仪要求与实验室内 PSG 血氧饱和度监测的要求一致。

F. HSAT 呼吸事件判读规则： 使用呼吸气流和/或呼吸努力判读呼吸暂停

1. 满足以下两项标准时判读为呼吸暂停[1,2,3,4]。 推荐

    a. 推荐或替代气流传感器监测信号峰值较基线值下降≥90%。

    b. ≥90%的信号下降时间≥10s。

2. 如果满足呼吸暂停判读标准，并且在整个气流缺失期间存在持续或逐渐增加的吸气努力，判读为阻塞型呼吸暂停。 推荐

3. 如果满足呼吸暂停判读标准，并且在整个气流缺失期间不存在吸气努力，判读为中枢型呼吸暂停。 推荐

4. 如果满足呼吸暂停判读标准，并且在整个气流缺失期间起始部分不存在吸气努力，后面部分存在吸气努力，判读为混合型呼吸暂停。 推荐

说明：

1. 判定呼吸暂停不需要最低血氧饱和度降低的标准。

2. 如果一次呼吸事件一部分满足呼吸暂停标准，另一部分满足低通气标准，整个事件应判读为呼吸暂停。

3. 没有足够证据支持混合型呼吸暂停事件中阻塞型和中枢型成分的特定持续时间。因此，没有关于混合型呼吸暂停事件各成分特定持续时间的推荐。

4. 某些设备无法对呼吸暂停进行分型。

G. HSAT 呼吸事件判读规则： 使用呼吸气流和/或呼吸努力传感器判读低通气[1]

1A. 如果未记录睡眠，判读呼吸事件为低通气必须要满足以下所有标准[1]： 推荐

    a. 推荐或替代气流传感器监测信号峰值较基线时下降≥30%。

    b. ≥30%的信号下降持续时间≥10s。

  c. 血氧饱和度较基线值下降≥3%。

1B. 如果未记录睡眠，判读呼吸事件为低通气必须要满足以下所有标准[1]： 可接受

  a. 推荐或替代气流传感器监测信号峰值较基线时下降≥30%。

  b. ≥30% 的信号下降持续时间≥10s。

  c. 血氧饱和度较基线值下降≥4%。

2A. 如果记录睡眠，判读呼吸事件为低通气必须要满足以下所有标准[1,2]： 推荐

  a. 推荐或替代气流传感器监测信号峰值较基线时下降≥30%。

  b. ≥30%的信号下降持续时间≥10s。

  c. 血氧饱和度较基线值下降≥3%或伴随觉醒[2]。

2B. 如果记录睡眠，判读呼吸事件为低通气必须要满足以下所有标准[1,2]： 可接受

  a. 推荐或替代气流传感器监测信号峰值较基线时下降≥30%。

  b. ≥30%的信号下降持续时间≥10s。

  c. 血氧饱和度较基线值下降≥4%。

说明：
1. 需在报告上详细注明判读低通气事件所使用的标准。
2. 只有在记录睡眠时，才能基于觉醒判读低通气事件。

H. 参考文献

  第Ⅸ章：成人家庭睡眠呼吸暂停监测（HAST）规则的第一部分：使用呼吸气流和/或呼吸努力参考下述文献

1. Collop NA, Anderson WM, Boehlecke B, Claman D, Goldberg R, Gottlieb DJ, Hudgel D, Sateia M, Schwab R; Portable Monitoring Task Force of the American Academy of Sleep Medicine. Clinical guidelines for the use of unattended portable monitors in the diagnosis of obstructive sleep apnea in adult patients. Portable Monitoring Task Force of the American Academy of Sleep Medicine. *J Clin Sleep Med* 2007;3:737–47.

2. Collop NA, Tracy SL, Kapur V, Mehra R, Kuhlmann D, Fleishman SA, Ojile JM. Obstructive sleep apnea devices for out-of-center (OOC) testing: technology evaluation. *J Clin Sleep Med* 2011;7:531–48.

IX. 成人家庭睡眠呼吸暂停监测（HSAT）规则

第二部分：使用外周动脉张力（PAT）进行 HSAT

推荐参数必须报告。选择参数经过临床医师或研究者慎重考虑后可以监测，如果监测就应该报告。

A. 一般参数

1. 设备类型	推荐
2. 估计睡眠/清醒时间和 REM 时间（源自体动记录仪）	推荐
3. 气流/呼吸努力替代信号（外周动脉张力）	推荐
4. 血氧饱和度	推荐
5. 心率	推荐
6. 鼾声（如有记录）	选择
7. 体位（如有记录）	选择

B. 报告记录数据

1. 记录开始时间（h：min）	推荐
2. 记录结束时间（h：min）	推荐
3. 记录持续时间（h：min）（总记录时间，TRT）	推荐
4. 估计睡眠时间（min）	推荐
4a. 估计 REM 睡眠、深睡眠以及浅睡眠的百分比	选择
5. 心率（平均值，最高值，最低值）	推荐
6. 睡眠相关呼吸事件（RE）次数	推荐
7. ≥4%血氧饱和度下降指数（ODI）=（≥4%血氧饱和度下降次数×60）/ MT（min）	推荐

C. 概述

1. 监测日期/报告日期	推荐
2. 监测技术的适宜性（据睡眠中心政策和程序定义）	推荐
2a. 因为技术问题需重复监测的说明	推荐
2b. 监测的局限性	推荐
3. 估计睡眠时间的解释	推荐
4. 鼾声	选择
5. 解释	推荐
5a. 监测结果是否支持 OSA 的诊断	推荐
5b. 诊断严重程度的陈述（如果适用）	推荐
5c. 如果监测不支持诊断，推荐进行睡眠中心 PSG 监测（如果有临床指征）	推荐
6. 报告医师打印姓名并亲笔签名（验证已审核原始数据）	推荐
7. 符合《AASM 临床指南》和《实践参数》推荐的处置意见	推荐
8. 监测设备的详细信息（如果可以的话）	选择

D. 技术和数据规范：　HSAT 设备记录特征

1. FDA 认证的设备	推荐
2. 各部件唯一的标识符	推荐
3. 必须满足 CPT 编码 95800 或 95801[1]最低标准	推荐
4. 能够记录血氧饱和度	推荐
5. 能够监测心率	推荐
6. 回放、人工判读或编辑自动分析结果时能够显示原始数据[2]	推荐
7. 能够基于监测时间（MT）计算呼吸事件指数（REI），替代在 PSG 监测时的呼吸暂停低通气指数（AHI）[3]	推荐
8. 能够记录设备的详细使用情况	选择

> **说明：**
> 1. 95800—睡眠监测，非值守，同步记录；心率、血氧饱和度、呼吸事件分析（如通过气流或外周动脉张力监测）和睡眠时间。
>   95801—睡眠监测，非值守，同步记录；心率、血氧饱和度、呼吸事件分析（如通过气流或外周动脉张力）。
> 2. 可详尽回放显示原始数据，并具有编辑事件的功能。
> 3. 替代 AHI 是基于体动仪估算出的睡眠时间计算，而不是基于脑电（EEG）分析的总睡眠时间（TST）计算。

E. HAST 呼吸事件规则： 技术规范

1. HAST 诊断研究中，基于外周动脉张力来识别呼吸事件（RE），采用外周动脉张力、血氧饱和度下降以及血氧测定导出的心率变化[1]。 可接受

2. 通过脉氧仪监测血氧饱和度。 推荐

> **说明：**
> 1. 设备使用的算法必须满足 AASM 现行认证标准。

F. 参考文献

第Ⅸ章：成人家庭睡眠呼吸暂停监测（HAST）规则的第二部分：HSAT 使用外周动脉张力（PAT）进行 HSAT 参考下述文献

1. Collop NA, Anderson WM, Boehlecke B, Claman D, Goldberg R, Gottlieb DJ, Hudgel D, Sateia M, Schwab R; Portable Monitoring Task Force of the American Academy of Sleep Medicine. Clinical guidelines for the use of unattended portable monitors in the diagnosis of obstructive sleep apnea in adult patients. Portable Monitoring Task Force of the American Academy of Sleep Medicine. *J Clin Sleep Med* 2007;3:737–47.

2. Collop NA, Tracy SL, Kapur V, Mehra R, Kuhlmann D, Fleishman SA, Ojile JM. Obstructive sleep apnea devices for out-of-center (OOC) testing: technology evaluation. *J Clin Sleep Med* 2011;7:531–48.

X. 发展过程

改编 2.0 版的进展与未来更新

判读手册 2.0 改编过程中主要参与者包括：a）判读手册改编委员会，由 5 位临床专家，1 名技师和 1 名美国睡眠医学会（AASM）理事会委派的联络成员组成；b）美国睡眠医学会（AASM）委任的 13 名睡眠呼吸暂停定义（SAD）专业组成员；c）AASM 科研、制图、通信和信息技术工作人员。13 名 SAD 专业组成员包括 9 名 2007 呼吸判读规则采用的证据综述[1]作者和 4 名新增呼吸判读专家。进行文献综述后，专家组形成呼吸事件判读使用传感器和规则的建议，提交 AASM 理事会并获得其批准。SAD 专家组所用方法和证据验证的更多信息已经以综述[2]的形式发表在临床睡眠医学杂志（Journal of Clinical Sleep Medicine）上。

大多数情况下，章节内容包括报告参数、技术和数字规范，视图规则（现睡眠分期规则），觉醒规则，心脏规则和运动规则自 2007 年版延续至今基本没有变化。这些章节发展过程参见 2007 版手册有关内容[3]。判读手册委员会中，有 2 名成员同时还担任 SAD 专家组的成员，基于 SAD 专家组综述[2]推荐意见起草了新的呼吸章节。对整个手册的标题和格式进行了重新编辑，力求表述更加清晰，并且前后一致。关键术语与既往一致，并进行了更新。手册中使用的一些明确定义被转换为规则以强调其重要性。将 AASM 网站发布的判读手册使用中的常见问题撰写成说明纳入了本手册相应的部分。对手册中现有的说明进行了检查，目的在于说明并且进一步的明晰。"睡眠分期规则"一章增加了新的示图，以更好地说明睡眠分期的判读规则。编辑完成后，对所有的规则、示图和说明进行了重新编辑和投票，直到执行委员会达成共识。AASM 委员会于 2012 年 7 月批准通过了判读手册 2.0版，然后判读手册执行委员会对手册进行持续的回顾和更新，使现有的规则和说明更加明确，或基于新的临床证据和技术进展提出修改意见。AASM 委员会在新版本发布前对手册所有修订均进行审批并且通过。

所有判读手册执行委员会成员完成了对 AASM 利益冲突的陈述。判读手册执行委员会成员没有与可能影响手册形成意见的任何医疗器械商有任何级别的利益冲突。

总结和未来版本

根据循证医学原则，临床决策应以该研究领域最佳证据，临床医生的专业知识，以及患者的期望和价值为指导。美国睡眠医学会（AASM）致力于运用循证医学证据更新 AASM 睡眠及其相关事件判读手册。通过系统文献搜索进行所有证据的搜集。临床专家对规则草案提供指导和反馈。睡眠技师和其他睡眠中心的工作人员不仅提供专业意见，还提供与患者交流后的意见。最后，手册在线形式使得它更易于根据用户和受益者的反馈以及新文献证据进行修订。

参考文献

1. Redline S, Budhiraja R, Kapur V, Marcus CL, Mateika JH, Mehra R, Parthasarthy S, Somers VK, Strohl KP, Sulit LG, Gozal D, Wise MS, Quan SF. The scoring of respiratory events in sleep: reliability and validity. *J Clin Sleep Med* 2007;3:169–200.

2. Berry RB, Budhiraja R, Gottlieb DJ, Gozal D, Iber C, Kapur VK, Marcus CL, Mehra R, Parthasarathy S, Quan SF, Redline S, Strohl KP, Ward SL, Tangredi MM. Rules for scoring respiratory events in sleep: update of the 2007 AASM Manual for the Scoring of Sleep and Associated Events. *J Clin Sleep Med* 2012;8:597–619.

3. Iber C, Ancoli-Israel S, Chesson A, and Quan SF for the American Academy of Sleep Medicine. The AASM Manual for the Scoring of Sleep and Associated Events: Rules, Terminology and Technical Specifications, 1st ed. Westchester, Illinois: American Academy of Sleep Medicine, 2007.

XI. 程序说明

证据等级

标准（standard） 基于 1 级或强有力的（overwhelmin）2 级证据的推荐。

指南（guidline） 基于 2 级或形成共识的 3 级证据水平的推荐。

专家共识（consensus） 证据的级别低于指南。基于现有资料，按照标准的专家共识决策程序达成的专家一致意见后形成的推荐。

裁定（adjudication） 基于现有资料，由专家委员会裁定形成的推荐。只有在下列情况下执行裁定：a）缺乏充分证据无法达成专家共识；或 b）需要召集各专家组组长就某些规则问题稍加澄清和补充。

	Ⅱ. 多导睡眠监测报告参数	
A. 1-9	参数（parameters）：无证据，采用和修改美国睡眠医学会（AASM）以前所应用参数，专家组成员达成共识，执行委员会批准。	**专家共识**
B. 1-10	睡眠判读数据（sleep scoring data）：无证据，采用和修改 AASM 以前所应用参数，专家组成员达成共识，执行委员会批准。	**专家共识**
C. 1-2	觉醒事件（arousal events）：无证据，采用和修改 AASM 以前所应用参数和遵从觉醒专家组规则。专家组成员达成共识，执行委员会批准。	**专家共识**
D. 1-10	心脏事件（cardiac events）：无证据，遵从心脏专家组规则。心脏专家组成员达成共识，执行委员会批准。	**专家共识**
E. 1-4	运动事件（movement events）：无证据，遵从运动专家组规则，运动专家组成员达成共识，执行委员会批准。	**专家共识**
F. 1-25	呼吸事件（respiratory events）：无证据，采用和修改 AASM 以前所应用参数和遵从呼吸专家组规则。呼吸专家组成员达成共识，执行委员会批准。2.0 版由判读手册委员会（Scoring Manual Committee，SMC）补充和批准。*	**专家共识**
G. 1-5	摘要陈述（summary statements）：无证据，采用和修改 AASM 以前所应用参数，运动专家组成员达成共识，执行委员会批准。	**专家共识**

	Ⅲ. 技术和数据规范	
A. 1-4	常规 PSG 记录采样频率和滤波（sampling frequency and filter）规范：无证据，ECG 采样频率和通用实践原则无系统综述。数据专家组成员达成共识，执行委员会批准。	**专家共识**

B.1-8	数字 PSG 记录系统特征（digital PSG recording systems features）：无证据，数据专家组成员达成共识，执行委员会批准。	专家共识
C.1-10	PSG 显示和显示操作（PSG display and display manipulation）：无证据，数据专家组成员达成共识，执行委员会批准。	专家共识
D.1-4	PSG 数据分析（digital analysis of PSG）：无证据，数据专家组成员达成共识，执行委员会批准。	专家共识

IV．睡眠分期规则 第一部分：成人规则		
A.1	推荐 EEG 导联（recommended EEG derivation）：证据 4 级，人工判读专家组成员达成共识，执行委员会批准。	专家共识
A.2	替代 EEG 导联（alternative EEG derivation）：证据 4 级，人工判读专家组成员达成共识，执行委员会批准。	专家共识
A.3	10-20 应用图（ten-twenty application map）：无证据，认为没必要进行专家共识投票表决，执行委员会认可作为标准和公认可接受的程序。	裁定
B.1	推荐 EOG 导联（recommended EOG derivation）：证据 4 级，人工判读专家组成员达成共识，执行委员会批准。	专家共识
B.2	替代 EOG 导联（recommended EOG derivation）：证据 4 级，人工判读专家组成员达成共识，执行委员会批准。	专家共识
C.1-2	EMG 导联（EMG derivation）：无证据，经工程与技术文献综述小组提请以及人工判读专家组主席提供的特定距离和备用导联说明达成专家共识，执行委员会批准。	专家共识 和裁定
D.1	睡眠分期术语（sleep stage terminology）：无证据，人工判读专家组成员达成共识，执行委员会批准。	专家共识
D.2.a-b, d	逐帧判读（scoring by epochs）：无证据，人工判读专家组成员达成共识，执行委员会批准。	专家共识
D.2.c	多期并存于一帧的界定（assignment of epoch with multiple stages）：无证据，说明经人工判读专家组主席和执行委员会一致同意。	裁定
D.3	有限证据（limited evidence）：判读手册委员会达成共识，美国睡眠医学学会理事会（AASM Board of Directors）批准。	专家共识
E.1	W 期定义（stage W definitions）：非常有限的 3 级和 4 级证据，人工判读专家组达成共识，执行委员会批准。	专家共识
E.2	α 波存在（presence of alpha）：可靠性存在相互矛盾的 1 级和 2 级证据，正确性 3 级证据。人工判读专家组达成共识，执行委员会批准。	专家共识
F.1	N1 期定义（stage N1 definitions）：有限的证据，人工判读专家组达成共识，执行委员会批准。	专家共识
F.2	根据 α 置换判读 N1 期（stage N1 based on replacement of alpha）：可靠性存在相互矛盾的 1 级和 2 级证据，正确性 3 级证据，人工判读专家组达成共识，执行委员会批准。	专家共识

F.3	根据频率减慢、顶尖波和缓慢眼球运动判读 N1 期（stage N1 based on frequency slowing, vertex waves and slow eye movements.）：有限的证据。人工判读专家组达成共识，执行委员会批准。	专家共识
F.4	有限证据（limited evidence）：判读手册委员会达成共识，美国睡眠医学学会理事会（AASM Board of Directors）批准。	专家共识
F.5	有限证据（limited evidence）：判读手册委员会达成共识，美国睡眠医学学会理事会（AASM Board of Directors）批准。	专家共识
F.6	有限证据（limited evidence）：判读手册委员会达成共识，美国睡眠医学学会理事会（AASM Board of Directors）批准。	专家共识
G.1	N2 期定义（stage N2 definitions）：有限的 3 级和 4 级证据。人工判读专家组达成共识，执行委员会批准。	专家共识
G.2	根据 K 复合波和梭形波判读 N2 期（Stage N2 based on K complexes and spindles）：公认的 1 级和 2 级证据，人工判读专家组达成共识，执行委员会决定。	标准
G.3	有限证据（limited evidence）：判读手册委员会达成共识，美国睡眠医学学会理事会（AASM Board of Directors）批准。	专家共识
G.4	N2 期持续（stage N2 continuation）：有限的证据，人工判读专家组达成共识，执行委员会批准。	专家共识
G.5	有限证据（limited evidence）：判读手册委员会达成共识，美国睡眠医学学会理事会（AASM Board of Directors）批准。	专家共识
G.6	N2 期终止（stage N2 ending）：有限的证据，通过其他规则推论。人工判读专家组达成共识，执行委员会批准。	专家共识
H.1	N3 期定义（stage N3 definition）：公认 3 级和 4 级证据。人工判读专家组达成共识，执行委员会批准。	专家共识
H.2	N3 期规则（stage N3 rule）：公认的 1 级和 2 级证据，执行委员会决定，人工判读专家组达成共识。	标准
I.1	R 期定义（stage R definitions）：有限的证据。人工判读专家组达成共识，执行委员会批准。	专家共识
I.2	根据快速眼球运动、低 EMG 和 EEG 判读 R 期（stage R based on rapid eye movements, low EMG and EEG）：公认的 1 级和 2 级证据，执行委员会决定，人工判读专家组达成共识。	标准
I.3	有限证据（limited evidence）：判读手册委员会达成共识，美国睡眠医学学会理事会（AASM Board of Directors）批准。	专家共识
I.4	有限证据（limited evidence）：判读手册委员会达成共识，美国睡眠医学学会理事会（AASM Board of Directors）批准。	专家共识
I.5	R 期持续（sontinuation of stage R）：有限的证据，人工判读专家组达成共识，执行委员会批准。	专家共识
I.6	R 期终止（stage R ending.）：由其他规则推论，有限证据。人工判读专家组达成共识，执行委员会批准。	专家共识

I．7	有限证据（limited evidence）：判读手册委员会达成共识，美国睡眠医学学会理事会（AASM Board of Directors）批准。	专家共识
J．1	大体动定义（sajor body movement definition）：无证据，人工判读专家组达成共识，执行委员会批准。	专家共识
J．2-4	大体动规则（major body movement rules）：无证据，人工判读专家组达成共识，执行委员会批准。	专家共识

Ⅳ．睡眠分期规则第2部分：儿童规则		
A．1	年龄（ages）：有限证据，儿科专家组达成共识，执行委员会批准。	专家共识
B．1	技术考虑（technical considerations）：儿科专家组所接受的成人规则，在说明中指出儿童使用这些规则的注意事项。	专家共识
C．1	术语（terminology）：无证据，儿科专家组达成共识，执行委员会批准。	专家共识
C．2-5	睡眠分期判读（scoring sleep stages）：有限证据，儿科专家组达成共识，督导委员批准。	专家共识
D．1	W期定义（stage W definitions）：有限证据，儿科专家组达成共识，执行委员会批准。	专家共识
D．2	W期规则（stage W rules）：有限证据，儿科专家组达成共识，执行委员会批准。	专家共识
E．1	N1期定义（stage N1 definitions）：有限证据，儿科专家组达成共识，执行委员会批准。	专家共识
E．2-3	N1期规则（stage N1 rules）：有限证据，儿科专家组达成共识，执行委员会批准。	专家共识
F．1	N2期规则（stage N2 rules）：儿科专家组接受的成人规则。	专家共识
G．1	N3期规则（stage N3 rules）：儿科专家组接受的成人规则。	专家共识
H．1	R期规则（stage R rules）：儿科专家组接受的成人规则。	专家共识

Ⅳ．睡眠分期规则第3部分：婴儿规则		
A．1	年龄（ages）：判读手册编辑委员会一致同意，美国睡眠医学学会理事会批准。	专家共识
B．1	技术考虑（technical considerations）：判读手册编辑委员会认可的成人规则。	专家共识
B．2	推荐的技术考虑（recommended technical considerations）：判读手册编辑委员会一致同意，美国睡眠医学学会理事会批准。	专家共识
B．3-4	选择的技术考虑（optional technical considerations）：判读手册编辑委员会一致同意，美国睡眠医学学会理事会批准。	专家共识

C.1	术语（terminology）：判读手册编辑委员会一致同意，美国睡眠医学学会理事会批准。	专家共识
C.2-6	睡眠分期判读（scoring sleep stages）：判读手册编辑委员会一致同意，美国睡眠医学学会理事会批准。	专家共识
C.7	眼动电图特征定义（EOG characteristics definitions）：判读手册编辑委员会一致同意，美国睡眠医学学会理事会批准。	专家共识
C.8	颏肌电模式定义（chin EMG patterns definitions）：判读手册编辑委员会一致同意，美国睡眠医学学会理事会批准。	专家共识
D.1.a-c	W 期规则（stage W rules）：判读手册编辑委员会一致同意，美国睡眠医学学会理事会批准。	专家共识
E.1.a-e	N 期规则（stage N rules）：判读手册编辑委员会一致同意，美国睡眠医学学会理事会批准。	专家共识
F.1-2	R 期规则（stage R rules）：判读手册编辑委员会一致同意，美国睡眠医学学会理事会批准。	专家共识
G.1-2	T 期规则（stage T rules）：判读手册编辑委员会一致同意，美国睡眠医学学会理事会批准。	专家共识

V．觉醒规则		
A.1	觉醒规则（arousal rule）：持续时间和 EEG 变化（Duration and EEG change）：1 级和 2 级证据，觉醒专家组达成共识，执行委员会决定。	标准
A.1	觉醒规则（arousal rule）：技术/工程要求和专家组主席推荐的 EMG 增高持续时间规范，然后经执行委员会裁定。	裁定

VI．心脏规则		
A.1	信号导联（single lead）：无证据，心脏专家组达成共识，执行委员会批准。	专家共识
B.1	心动过速（tachycardia）：3 级和 4 级证据。心脏专家组达成共识，执行委员会批准。	专家共识
B.2	心动过缓（bradycardia）：3 级和 4 级证据。心脏专家组达成共识，执行委员会批准。	专家共识
B.3	心脏停搏（asystole）：有限证据，心脏专家组达成共识，执行委员会批准。	专家共识
B.4	宽复合波心动过速（wide complex tachycardia）：有限证据，心脏专家组达成共识，执行委员会批准。	专家共识
B.5	窄复合波心动过速（narrow complex tachycardia）：有限证据，心脏专家组达成共识，执行委员会批准。	专家共识
B.6	心房纤颤（atrialfibrillation）：美国心脏协会专家共识，经心脏专家组修订并达成共识，执行委员会批准。	专家共识

	VII. 运动规则	
A.1	推荐腿动监测电极放置 (recommended electrode placement for monitoring leg movements)：判读手册编辑委员会一致同意，美国睡眠医学学会理事会批准。	专家共识
A.2	推荐腿动监测参数 (recommended parameters for monitoring leg movements)：判读手册编辑委员会一致同意，美国睡眠医学学会理事会批准。	专家共识
A.3	选择上肢采样 (optional sampling of upper limbs)：判读手册编辑委员会一致同意，美国睡眠医学学会理事会批准。	专家共识
A.4	选择咬肌电极 (optional masseter electrodes)：判读手册编辑委员会一致同意，美国睡眠医学学会理事会批准。	专家共识
A.5	选择记录 EMG 监测 REM 睡眠期间短暂肌肉活动 (optional EMG recordings for detecting transient muscle activity in REM sleep)：判读手册编辑委员会一致同意，美国睡眠医学学会理事会批准。	专家共识
A.6	推荐用视频 PSG 诊断 RBD (recommended video PSG for diagnosis of RBD)：判读手册编辑委员会一致同意，美国睡眠医学学会理事会批准。	专家共识
A.7	监测 RMD 选择电极放置 (optional electrode placement for monitoring RMD)：判读手册编辑委员会一致同意，美国睡眠医学学会理事会批准。	专家共识
A.8	推荐用视频 PSG 诊断 RMD (recommended video PSG for diagnosis of RMD)：判读手册编辑委员会一致同意，美国睡眠医学学会理事会批准。	专家共识
B.1.a	腿动 (leg movements)：证据 5 级，运动专家组达成共识，执行委员会批准。	专家共识
B.1.b	腿动 (leg movements)：证据 5 级，规则规定 10s 替代以前的 5s，运动专家组达成共识，执行委员会批准。	专家共识
B.1.c-e	腿动 (leg movements)：证据 5 级，运动专家组达成共识，执行委员会批准。	专家共识
B.2.a	周期性腿动序列 (PLM series)：证据 5 级，运动专家组达成共识，执行委员会批准。	专家共识
B.2.b-c	周期性腿动序列 (PLM series)：基于 ICSD 标准的 5 级证据，运动专家组达成共识，执行委员会批准。	专家共识
B.3	周期性腿动序列期间发生的觉醒和肢体运动 (arousal and limb movement that occur in a PLM series)：判读手册编辑委员会一致同意，美国睡眠医学学会理事会批准。	专家共识
B.4	一次呼吸事件前的腿动 (leg movements preceding a respiratory event)：判读手册编辑委员会一致同意，美国睡眠医学学会理事会批准。	专家共识

B.5	清醒分隔的系列腿动（wake that separates a series of leg movements）：判读手册编辑委员会一致同意，美国睡眠医学学会理事会批准。	专家共识
C.1	交替腿部肌肉活动肌肉突发活动最小持续时间（the minimum duration of the muscle bursts for ALMA）：技术组和运动专家组组长提议取消，执行委员会裁定。	专家共识
C.1.a-c	交替性腿部肌肉活动（alternating leg muscle activity，ALMA）：基于 ICSD 标准的 4 级证据，运动专家组达成共识，执行委员会批准。	专家共识
D.1.a-c	入睡前足震颤（hypnagogic foot tremor，HFT）：证据 2 级，运动专家组达成共识，执行委员会批准。	指南
E.1.a-c	多发片段性肌阵挛（excessive fragmentary myoclonus，EFM）：证据 4 级，运动专家组达成共识，执行委员会批准。	专家共识
F.1.a-b	时相性夜间磨牙（bruxism phasic bursts）：证据 5 级，运动专家组达成共识，执行委员会批准。	专家共识
F.1.a，c	紧张性夜间磨牙（bruxism tonic bursts）：证据 5 级，运动专家组达成共识，执行委员会批准。	专家共识
F.1.a	每一次夜间磨牙发作的波幅（bruxism amplitude of individual burst）：无证据，基于技术小组所提供的信息和运动专家组讨论，运动专家组达成共识，执行委员会裁定。	裁定
F.1.d	夜间磨牙发作（bruxism episodes）：证据 5 级，运动专家组达成共识，执行委员会批准。	专家共识
F.1.e	夜间磨牙判读（bruxism scoring）：证据 2 级和 5 级，运动专家组达成共识，执行委员会批准。	标准
G.1	REM 睡眠行为异常定义（definitions for REM behavior disorder）：证据水平 3 级，REM 不伴有张力弛缓和短暂肌肉活动发作（REM without atonia and duration of bursts of transient muscle activity）：运动专家组达成共识，执行委员会批准。	专家共识
G.1	REM 睡眠行为异常定义（definitions for REM behavior disorder）：波幅标准和 3s 短暂肌肉活动（amplitude criterion and 3 second sequences of transient muscle activity）：专家组主席推荐并经执行委员会批准。	裁定
G.2.a-b	REM 睡眠行为异常规则（rule for REM behavior disorder）：证据水平 3 级，运动专家组达成共识，执行委员会批准。	专家共识
H.1.a-b	节律性运动障碍的（rhythmic movement disorder，RMD）频率：证据水平 4 级，运动专家组达成共识，执行委员会批准。	专家共识
H.1.c-d	节律性运动障碍（rhythmic movement disorder，RMD）：无证据，运动专家组达成共识，执行委员会批准。	专家共识

	Ⅶ. 呼吸规则第 1 部分：成人规则	
A. 1	监测呼吸暂停推荐气流传感器（recommended airflow sensor for apnea detection）：呼吸专家组达成共识，判读手册委员会批准（Scoring Manual Committee，SMC）。	专家共识
A. 2. a-c	监测呼吸暂停替代气流传感器（alternative airflow sensors for apnea detection）：呼吸专家组达成共识，SMC 批准。	专家共识
A. 2. d	监测呼吸暂停采用 PVDFsum 作为替代传感器是可接受的（PVDFsum alternative and acceptable for apnea detection）：呼吸专家组没有达成一致意见，经美国睡眠医学学会（AASM）理事会裁定，SMC 批准。	裁定
A. 3	监测睡眠低通气推荐呼吸气流传感器（recommended airflow sensor for detection of a hypopnea）：呼吸专家组达成共识，SMC 批准。	专家共识
A. 4. a-d	监测睡眠呼吸低通气替代传感器（alternative airflow sensors for hypopnea detection）：呼吸专家组达成共识，SMC 批准。	专家共识
A. 4. e	监测睡眠低通气采用 PVDFsum 作为替代是可接受（PVDFsum alternative and acceptable for hypopnea detection）：呼吸专家组没有达成一致意见，经美国睡眠医学学会（AASM）理事会裁定，SMC 批准。	裁定
A. 5	气道正压压力滴定期间监测呼吸暂停和低通气用气流传感器（airflow sensor for apnea and hypopnea detection during PAP titration）：呼吸专家组达成共识，SMC 批准。	专家共识
A. 6. a-b	监测呼吸努力传感器（sensors for monitoring respiratory effort）：呼吸专家组达成共识，SMC 批准。	专家共识
A. 6. c	可接受采用 PVDF 胸腹绑带监测呼吸努力（thoracoabdominal PVDF belts acceptable for monitoring respiratory effort）：呼吸专家组没有达成一致意见，经美国睡眠医学学会（AASM）理事会裁定，SMC 批准。	裁定
A. 7	监测血氧饱和度的首选传感器（preferred sensor for detection of blood oxygen）：用脉氧仪和平均脉氧时间（use of pulse oximetry and pulse oximetry averaging times）：呼吸专家组达成共识，经 SMC 批准。	专家共识
A. 8	监测鼾声首选传感器（preferred sensors for monitoring snoring）：呼吸专家组达成共识，SMC 批准。	专家共识
A. 9	诊断研究期间监测肺泡低通气首选传感器（preferred sensors for detecting hypoventilation during diagnostic study）：呼吸专家组达成共识，SMC 批准。	专家共识
A. 10	气道正压压力滴定期间监测肺泡低通气首选传感器（preferred sensors for detecting hypoventilation during a PAP titration study）：呼吸专家组达成共识，SMC 批准。	专家共识
B. 1	呼吸事件起始和终止的辨别（identification of breaths beginning and ending events）：呼吸专家组达成共识，SMC 批准。	专家共识
B. 2	测量呼吸暂停和低通气持续时间传感器（sensors used to measure duration of apneas and hypopneas）：呼吸专家组达成共识，SMC 批准。	专家共识

B. 3	变异大的事件起始和终止的辨别（identification of beginning and end of events with large variability）：呼吸专家组达成共识，SMC 批准。	专家共识
C. 1. a-b	呼吸暂停事件波幅标准和事件持续时间标准（apnea amplitude criterion and duration of event criterion）：呼吸专家组达成共识，SMC 批准。	专家共识
C. 2	阻塞型睡眠呼吸暂停事件判读标准（scoring criteria for obstructive apneas）：呼吸专家组达成共识，SMC 批准。	专家共识
C. 3	中枢型睡眠呼吸暂停事件判读标准（scoring criteria for central apneas）：呼吸专家组达成共识 SMC 批准。	专家共识
C. 4	混合型呼吸暂停事件判读标准（scoring criteria for mixed apneas）：呼吸专家组达成共识，SMC 批准。	专家共识
D. 1A. a-c D. 1B. a-c	低通气波幅、持续时间和最低血氧饱和度标准（hypopnea amplitude, duration and minimum oxygen desaturation criterion）：SMC 达成共识。	专家共识
D. 2. a-c	阻塞型低通气事件判读标准（scoring criteria for obstructive hypopneas）：呼吸专家组达成共识，SMC 批准。	专家共识
D. 3. a-c	中枢型低通气事件判读标准（scoring criteria for central hypopneas）：呼吸专家组达成共识，SMC 批准。	专家共识
E. 1	呼吸努力相关觉醒判读标准（scoring criteria for respiratory effort-related arousals）：呼吸专家组达成共识，SMC 批准。	专家共识
F. 1. a-b	睡眠相关肺泡低通气判读标准（scoring criteria for hypoventilation）：呼吸专家组达成共识，SMC 批准。	专家共识
G. 1. a-b	陈-施呼吸判读标准（scoring criteria for Cheyne-Stokes breathing）：呼吸专家组达成共识，SMC 批准。	专家共识

Ⅶ. 呼吸规则第 2 部分：儿童规则		
A. 1	儿童呼吸规则适用年龄（ages for which pediatric respiratory scoring rules apply）：呼吸专家组（respiratory task force）达成共识，判读手册委员会（Scoring Manual Committee, SMC）批准。	专家共识
B. 1	监测呼吸暂停推荐传感器（recommended airflow sensor for apnea detection）：呼吸专家组达成共识，SMC 批准。	专家共识
B. 2. a-c	监测呼吸暂停替代呼吸气流传感器（alternative airflow sensors for apnea detection）：呼吸专家组达成共识，SMC 批准。	专家共识
B. 2. d	呼吸暂停可采用监测呼气末二氧化碳分压的方法（end-tidal PCO_2 acceptable for apnea detection）：呼吸专家组达成共识，SMC 批准。	专家共识
B. 3	监测低通气推荐用气流传感器（recommended airflow sensor for detection of a hypopnea）：呼吸专家组达成共识，SMC 批准。	专家共识
B. 4. a-d	监测低通气替代气流传感器（alternative airflow sensors for hypopnea detection）：呼吸专家组达成共识，SMC 批准。	专家共识

B.5	气道正压压力滴定期间监测呼吸暂停和低通气用气流传感器（airflow sensor for apnea and hypopnea detection during PAP titration）：呼吸专家组达成共识，SMC 批准。	专家共识
B.6.a-b	监测呼吸努力传感器（Sensors for monitoring respiratory effort）：呼吸专家组成共识，SMC 批准。	专家共识
B.7	监测血氧首选传感器（preferred sensor for detection of blood oxygen）：用脉氧仪和平均脉氧时间。呼吸专家组达成共识，SMC 批准。	专家共识
B.8	监测鼾声首选传感器（preferred sensors for monitoring snoring）：呼吸专家组达成共识，SMC 批准。	专家共识
B.9	诊断研究期间监测肺泡低通气首选传感器（preferred sensors for detecting hypoventilation during diagnostic study）：呼吸专家组达成共识，SMC 批准。	专家共识
B.10	气道正压压力滴定期间监测肺泡低通气首选传感器（preferred sensors for detecting hypoventilation during a PAP titration study）：呼吸专家组达成共识，SMC 批准。	专家共识
C.1	测量事件持续时间同成人（measuring event duration same as adults）：呼吸专家组达成共识，SMC 批准。	专家共识
D.1.a-c	呼吸暂停波幅、事件持续时间和呼吸努力标准（apnea amplitude criterion, duration of event and respiratory effort criterion）：呼吸专家组达成共识，SMC 批准。	专家共识
D.2	阻塞型呼吸暂停事件判读标准（scoring criteria for obstructive apneas）：呼吸专家组达成共识 SMC 批准。	专家共识
D.3.a-c	中枢型呼吸暂停事件判读标准（scoring criteria for central apneas）：呼吸专家组达成共识，SMC 批准。	专家共识
D.4	混合型呼吸暂停事件判读标准（scoring criteria for mixed apneas）：呼吸专家组达成共识，SMC 批准。	专家共识
E.1.a-c	低通气波幅、持续时间和最低血氧饱和度标准（hypopnea amplitude, duration and minimum oxygen desaturation criterion）：呼吸专家组达成共识，SMC 批准。	专家共识
E.2.a-c	阻塞型低通气事件判读标准（scoring criteria for obstructive hypopneas）：呼吸专家组达成共识，SMC 批准。	专家共识
E.3.a-c	中枢型低通气事件判读标准（scoring criteria for central hypopneas）：呼吸专家组达成共识，SMC 批准。	专家共识
F.1.a-d	呼吸努力相关觉醒判读标准（scoring criteria for respiratory effort-related arousals）：呼吸专家组达成共识，SMC 批准。	专家共识
G.1	肺泡低通气事件判读标准（scoring criteria for hypoventilation）：呼吸专家组达成共识，SMC 批准。	专家共识
H.1	周期性呼吸判读标准（scoring criteria for periodic breathing）：呼吸专家组达成共识，SMC 批准。	专家共识

	Ⅸ. 成人居家睡眠呼吸暂停监测（home sleep apnea testing，HSAT）规则 第一部分：HSAT 所用呼吸气流和/或努力参数	
A. 1-8	参数（parameters）：判读手册编写委员会（Scoring Manual Editorial Board）达成共识并经美国睡眠医学学会理事会（AASM Board of Directors）批准。	专家共识
B. 1-13	记录数据（recording data）：判读手册编写委员会达成共识并经美国睡眠医学学会理事会批准。	专家共识
C. 1-8	总结（summary statements）：判读手册编写委员会达成共识并经美国睡眠医学学会理事会批准。	专家共识
D. 1-8	记录数据（recording data）：采用并修改既往美国睡眠医学学会实践参数（AASM practice parameters）：判读手册编写委员会达成共识并经美国睡眠医学学会理事会批准。	专家共识
E. 1. a-b	监测呼吸事件推荐气流传感器（recommended airflow sensors for respiratory event detection）：判读手册编写委员会达成共识并经美国睡眠医学学会理事会批准。	专家共识
E. 1. c. i	监测呼吸事件替代推荐气流传感器（alternative recommended airflow sensor for respiratory event detection）：判读手册编写委员会达成共识并经美国睡眠医学学会理事会批准。	专家共识
E. 1. c. ii	监测呼吸事件可接受的替代气流传感器（alternative acceptable airflow sensor for respiratory event detection）：判读手册编写委员会达成共识并经美国睡眠医学学会理事会批准。	专家共识
E. 2. a	监测呼吸努力推荐传感器（recommended sensors for monitoring respiratory effort）：判读手册编写委员会达成共识并经美国睡眠医学学会理事会批准。	专家共识
E. 2. b-c	监测呼吸努力可接受胸腹绑带（acceptable thoracoabdominal belts for monitoring respiratory effort）：判读手册编写委员会达成共识并经美国睡眠医学学会理事会批准。	专家共识
E. 2. d	监测呼吸努力可接受胸腹绑带（acceptable thoracoabdominal belts for monitoring respiratory effort）：判读手册编写委员会没有形成一致意见，美国睡眠医学学会理事会裁定。	裁定
E. 3	监测血氧饱和度推荐传感器（recommended sensor for monitoring oxygen saturation）：判读手册编写委员会达成共识并经美国睡眠医学学会理事会批准。	专家共识
E. 4	监测鼾声可选择传感器（optional sensors for monitoring snoring）：判读手册编写委员会达成共识并经美国睡眠医学学会理事会批准。	专家共识
F. 1. a-b	HSAT 呼吸暂停波幅标准和呼吸事件持续时间标准（HSAT apnea amplitude criterion and duration of event criterion）：判读手册编写委员会达成共识并经美国睡眠医学学会理事会批准。	专家共识

F. 2	HSAT 阻塞型呼吸暂停事件判读标准（HSAT scoring criteria for obstructive apneas）：判读手册编写委员会达成共识并经美国睡眠医学学会理事会批准。	专家共识
F. 3	HSAT 中枢型呼吸暂停事件判读标准（HSAT scoring criteria for central apneas）：判读手册编写委员会达成共识并经美国睡眠医学学会理事会批准。	专家共识
F. 4	HSAT 混合型呼吸暂停事件判读标准（HSAT scoring criteria for mixed apneas）：判读手册编写委员会达成共识并经美国睡眠医学学会理事会批准。	专家共识
G. 1A. a-c G. 1B. a-c	如果没有记录睡眠，HSAT 低通气波幅、持续时间和最低血氧饱和度标准（HSAT hypopnea amplitude, duration and minimum oxygen desaturation criterion if sleep is NOT recorded）：判读手册编写委员会达成共识并经美国睡眠医学学会理事会批准。	专家共识
G. 2A. a-c G. 2B. a-c	如果记录睡眠，HSAT 低通气波幅、持续时间和最低血氧饱和度标准（HSAT hypopnea amplitude, duration and minimum oxygen desaturation criterion if sleep IS recorded）：判读手册编写委员会达成共识并经美国睡眠医学学会理事会批准。	专家共识

Ⅸ. 成人居家睡眠呼吸暂停监测规则（Home Sleep Apnea Testing（HSAT）Rules for Adults）第二部分：HSAT 采用外周动脉张力技术（Utilizing Peripheral Arterial Tonometry，PAT）		
A. 1-7	参数（Parameters）：判读手册编写委员会（Scoring Manual Editorial Board）达成共识并经美国睡眠医学学会理事会（AASM Board of Directors）批准。	专家共识
B. 1-7	记录数据（recording data）：判读手册编写委员会达成共识并经美国睡眠医学学会理事会批准。	专家共识
C. 1-8	总结（summary statements）：判读手册编写委员会达成共识并经美国睡眠医学学会理事会批准。	专家共识
D. 1-8	记录数据（recording data）：采用并修改既往美国睡眠医学学会实践参数（AASM practice parameters）：判读手册编写委员会达成共识并经美国睡眠医学学会理事会批准。	专家共识
E. 1	监测呼吸事件可接受传感器（*acceptable* sensors for respiratory event detection）：判读手册编写委员会达成共识并经美国睡眠医学学会理事会批准。	专家共识
E. 2	推荐监测血氧饱和度传感器（*recommended* sensor for monitoring oxygen saturation）：判读手册编写委员会达成共识并经美国睡眠医学学会理事会批准。	专家共识

*2015 年，判读手册委员会（Scoring Manual Committee，SMC）的名称改为判读手册编写委员会（Scoring Manual Editorial Board）。

XII. 中英文术语对照表

中文	英文
α节律（成人和年龄较大儿童又称后部优势节律）：闭眼状态脑电图（EEG）颅枕区导联记录到一连串的8~13Hz正弦波，睁眼时减弱。	Alpha rhythm（posterior dominant rhythm in adults and older children）：An EEG pattern consisting of trains of sinusoidal 8-13Hz activity recorded over the occipital region with eye closure and attenuating with eye opening.
呼吸暂停：呼吸气流中断（呼吸暂停传感器监测曲线偏移与基线比较下降≥90%）持续时间符合成人规则（VIII.C.1）和儿童持续时间规则（VIII.D.1）的定义。根据是否存在呼吸努力，呼吸暂停事件分为阻塞型、混合型和中枢型。	Apnea：Cessation of airflow（≥90% decrease in apnea sensor excursions compared to baseline）of a minimum duration as defined by adult（VIII.C.1）and pediatric rules（VIII.D.1）. Apneas are classified as obstructive, mixed, or central based on the pattern of respiratory effort.
心脏停搏：心跳停止时间持续大于3s。	Asystole：An interruption of cardiac rhythm lasting more than 3 seconds.
心房纤颤：心室节律绝对不齐，P波消失被快速的心电颤动波取代。	Atrial fibrillation：An irregularly irregular ventricular rhythm associated with replacement of consistent P waves by rapid electrical oscillations.
β节律：13~30Hz活动形成的EEG节律。	Beta rhythm：An EEG rhythm consisting of 13~30Hz activity.
心动过缓（睡眠期间）：6岁至成人每分钟心率持续（>30s）小于40次。	Bradycardia（during sleep）：A sustained（>30seconds）heart rate less than 40 beats per minute for ages 6 years through adulthood.
夜间磨牙：睡眠期间牙齿用力摩擦或咬紧，常伴随觉醒（判读规则VII.E.1）。	Bruxism：Grinding or clenching of the teeth during sleep that is often associated with arousal.（Scoring rule VII.E.1）
中枢型低通气：按照具体呼吸事件定义，成人的呼吸气流减低持续至少10s或儿童持续2个呼吸周期，呼吸事件持续期间无鼾声、鼻压力或气道正压设备气流信号与基线呼吸比较无吸气相扁平，无相关的胸腹矛盾运动。	Central hypopnea：A specified reduction in airflow lasting at least 10 seconds in adults or the equivalent of 2 breaths in children during which there is no evidence of snoring, increased inspiratory flattening of the nasal pressure or PAP device flow signal compared to baseline breathing, or associated thoracoabdominal paradox.

中文	英文
陈-施呼吸：呼吸记录曲线波幅呈现渐升和渐降的特征性变化，期间被中枢型呼吸暂停或中枢型低通气分隔（成人判读规则 VIII. G. 1）。	**Cheyne-Stokes breathing**：A breathing rhythm with a specified crescendo and decrescendo change in breathing amplitude separating central apneas or hypopneas. (Scoring rule for adults VIII. G. 1)
实际年龄：自出生之日起累计生存的时间，用天、月或年表示；也指出生后年龄或法定年龄。	**Chronological age**：The time elapsed since birth expressed in either days, months, or years; also referred to as postnatal or legal age.
受精龄（CA）：出生时的胎龄加产后周数。	**Conceptional age（CA）**：Gestational age（GA）at birth plus the number of weeks postpartum.
δ频率：由 0~4Hz 活动组成的 EEG 节律（参见慢波活动定义）。	**Delta frequency**：An EEG rhythm consisting of 0~4Hz activity. (See definition of slow wave activity.)
导联：记录两个电极间的电压差（如 EEG、EOG、颏 EMG 导联）。	**Derivation**：The recorded voltage difference between two electrodes (e. g. EEG, EOG, chin EMG derivations).
多发片段性肌阵挛：一种特定频率和持续时间的肢体 EMG 活动，通常无可见的肢体运动。这是多导睡眠图所见，不认为其具有生理意义。	**Excessive fragmentary myoclonus**：Limb EMG activity of a specified frequency and duration often unassociated with visible movement. This polysomnographic finding is not thought to physiological significance.
REM 睡眠多发短暂肌肉活动（时相性活动）：将 30s 的 REM 睡眠帧，划分为 10 个 3s 的小帧，至少有 5（50%）个小帧含突发性短暂肌肉活动。多发性短暂肌肉活动突发持续时间为 0.1~5s 并且波幅至少是背景 EMG 活动的 4 倍。	**Excessive transient muscle activity (phasic activity) in REM sleep**：In a 30-second epoch of REM sleep divided into 10 sequential 3-second mini-epochs, at least 5（50%）of the mini-epochs contain bursts of transient muscle activity. Excessive transient muscle activity bursts are 0.1-5.0 seconds in duration and at least 4 times as high in amplitude as the background EMG activity.
眨眼：完全清醒状态伴随眼睛睁开或闭合，频率为 0.5~2.0Hz 的共轭垂直眼动。	**Eye blinks**：Conjugate vertical eye movements at a frequency of 0.5-2.0Hz present in wakefulness with the eyes open or closed.
胎龄（GA）：母亲末次月经周期的第一天至分娩的时间，用整周表示。如果妊娠是采用辅助生殖技术实现的，GA 以 CA 加两周计算。	**Gestational age（GA）**：The time elapsed between the first day of the mother's last menstrual period and the day of delivery expressed in completed weeks. If the pregnancy was achieved using assisted reproductive technology, GA is calculated by adding 2 weeks to the conceptional age.

续表

中文	英文
高电压慢波（HVS）：大部分为持续同步对称的高电压 1~3Hz δ 活动 。	High voltage slow（HVS）：Continuous synchronous symmetrical predominantly high voltage 1~3Hz delta activity.
睡前足震颤：发生在下肢，成串出现具有特定频率的 EMG 活动，不定义为疾病。	Hypnagogic foot tremor：Trains of EMG activity of the lower limb with a specified frequency；not a defined disorder.
睡前超同步（HH）：阵发性突发或弥漫性高波幅正弦波，波幅 70~350μV，频率 3~4.5Hz；突然出现，通常分布广泛，但中央区、额区或额中央区波幅最大。这些波形可发生在 N1 和 N2 期。	Hypnagogic hypersynchrony（HH）：Paroxysmal bursts or runs of diffuse, high-amplitude, sinusoidal, 75 ~ 350μV, 3 ~ 4.5Hz waves which begin abruptly, are usually widely distributed but often are maximal over the central, frontal, or frontocentral scalp regions. These waveforms can occur in stage N1 and N2.
睡眠趋势图：整夜睡眠分期的图解表示法。	Hypnogram：A graphical representation of sleep stages which occur throughout the night.
低通气：呼吸气流减低达到成人低通气规则（Ⅷ.D.1A and 1B）和儿童低通气规则（Ⅷ.E.1）所定义的最低波幅标准。气流减低必须伴随一次 ≥3% 血氧饱和度下降或一次觉醒（Ⅷ.D.1A 和 Ⅷ.E.1）或一次 ≥4% 血氧饱和度下降（Ⅷ.D.1B）。	Hypopnea：A reduction in airflow with the minimum amplitude and duration as specified in the hypopnea rules for adults（Ⅷ.D.1A and 1B）and children（Ⅷ.E.1）. The reduction in airflow must be accompanied by a ≥ 3% desaturation or an arousal（Ⅷ.D.1A and Ⅷ.E.1）or a ≥ 4% desaturation（Ⅷ.D.1B）.
肺泡低通气：儿童 PCO_2 升高 >50 mmHg 或成人 >55mmHg 持续达到特定的时间，或成人睡眠期间 PCO_2 升高 ≥ 10 mmHg 并且最高值超过 50mmHg 持续达到特定时间。	Hypoventilation：A specified period of increased PCO_2 of >50 mmHg in children or >55 mmHg in adults, or a rise of PCO_2 during sleep of ≥10 mmHg that exceeds 50 mmHg for a specified period of time in adults.
K 复合波：一个明晰可辨陡峭负向波之后立刻伴随一个正向波，凸现于背景 EEG，持续时间 ≥0.5s，通常在额区导联波幅最大。一次觉醒相关性 K 复合波，觉醒必须与 K 复合波同时发生或在 K 复合波结束后 1s 之内开始（见第 Ⅴ 章觉醒规则）。	K complex：A well-delineated, negative, sharp wave immediately followed by a positive component standing out from the background EEG, with total duration ≥ 0.5 seconds, usually maximal in amplitude when recorded using frontal derivations. For an arousal to be associated with a K complex, the arousal must either be concurrent with the K complex or commence no more than 1 second after termination of the K complex. （see Ⅴ. Arousal Rule）.
低波幅混合频率波（LAMF）活动：主要为 4~7Hz 低波幅脑电活动。	Low-amplitude, mixed-frequency（LAMF）activity：Low amplitude, predominantly 4~7Hz activity.

续表

中文	英文
低张力颏肌电：基线颏 EMG 活动低于任何其他睡眠期，通常为整个记录的最低水平。	Low chin EMG tone：Baseline EMG activity in the chin derivation no higher than in any other sleep stage and usually at the lowest level of the entire recording.
低电压不规则波（LVI）：含有 δ 波的持续低波幅混合频率脑电活动，大部分为 θ 活动。	Low voltage irregular（LVI）：Continuous low voltage mixed-frequency activity with delta and predominantly theta activity.
大体动：运动或肌肉活动伪迹占据 EEG 记录帧一半以上，难以判定睡眠分期。	Major body movement：Movement and muscle artifact obscuring the EEG for more than half an epoch to the extent that the sleep stage cannot be determined.
监测时间（MT）：总记录时间减去伪迹持续时间和借助体动仪、体位传感器、呼吸模式或患者日记确认的清醒时间。	Monitoring time（MT）：Total recording time minus periods of artifact and time the patient was awake as determined by actigraphy, body position sensor, respiratory pattern, or patient diary.
窄复合波心动过速：心跳频率>100 次/分钟，QRS 波群持续时间<120ms，至少连续 3 次的心搏节律。	Narrow complex tachycardia：A cardiac rhythm lasting a minimum of 3 consecutive beats with QRS duration of <120 msec and a rate of >100 per minute.
鼻压力传感器：采用鼻导管测量前鼻孔内压力（相对于大气压）的一种传感器。呼吸期间，跨鼻内导管的压力差与气流的平方成正比。鼻压力信号的平方根转换与气流成正比。若压力传感器信号是采用 DC 信号或经适当设定低频滤波的 AC 信号，气流受限时鼻压力信号的吸气相波形扁平。	Nasal pressure transducer：A pressure transducer that measures the pressure（relative to atmospheric pressure）inside the nasal orifice using a nasal cannula. The pressure difference across the nasal inlet during breathing is proportional to the magnitude of airflow squared. A square root transformation of the nasal pressure signal is proportional to airflow. The inspiratory waveform of the nasal pressure signal exhibits a flattened pattern during airflow limitation provided the signal from the transducer is recorded as a DC signal or as an AC signal with an appropriate low filter setting.
氧降指数（ODI）：血氧饱和度下降的次数×60/监测时间（HSAT）或总睡眠时间（实验室内 PSG）。	Oxygen desaturation index（ODI）：The number of oxygen desaturations × 60 divided by the monitoring time（for HSAT）or total sleep time（for in-lab PSG）.
周期性呼吸：儿童持续时间 >3s 的中枢型呼吸暂停事件>3 次，中枢型呼吸暂停事件之间的正常呼吸持续时间小于 20s。	Periodic breathing：> 3 episodes of central apnea lasting >3 seconds separated by no more than 20 seconds of normal breathing in children.
睡眠周期性肢体运动：发生在睡眠期间，具有特定频率、持续时间以及波幅的肢体运动事件。	Periodic limb movements of sleep：Movements of the limbs during sleep occurring with a specified frequency, duration, and amplitude.

续表

中文	英文
外周动脉张力：在指端测量到的脉动容量变化，反映交感神经张力变化。	Peripheral arterial tone：A measure of pulsatile volume changes at the finger tip that reflects changes in sympathetic tone.
外周动脉张力测量方法（PAT）：采用手指体积描计法（测量指端脉动容量变化反映交感张力变化）的一种无创技术，实时测量交感神经张力。交感神经张力增加导致周围动脉收缩，手指的血流量减少。指端容积减低的量可通过探测装置进行监测。将外周动脉张力信号（伴随呼吸事件交感神经张力增加）减低，动脉血氧饱和度下降与心率增加相结合用于监测呼吸事件。	Peripheral arterial tonometry（PAT）：A technique allowing noninvasive moment-to-moment measurement of sympathetic tone using finger plethysmography（measurement of pulsatile volume changes in the finger tip that reflects changes in sympathetic tone）. Increases in sympathetic tone result in peripheral arterial constriction and reduced blood flow to the digit. The reduced volume at the finger is detected by the probe. The combination of a decrease in PAT signal（sympathetic tone increase following respiratory events）, a fall in SaO_2（oximetry）, and an increase in heart rate is used to detect respiratory events.
气道正压（PAP）气流：PAP 设备内置的压力传感器所监测到的气流信号。	Positive airway pressure（PAP）flow：An airflow signal derived from a pressure transducer built in to the PAP device.
后部优势节律（PDR）：在完全清醒放松闭眼状态在枕区导联记录到的反应性优势 EEG 节律，在婴儿和年龄较小的儿童频率较慢，睁眼时或注意力集中时减弱。最早见于出生后 3～4 个月的婴儿，频率为 3.5～4.5Hz，5～6 个月龄时 5～6Hz，3 岁时 7.5～9.5Hz，波幅通常 >50μV。年龄较大的儿童和成人，后部优势节律一般称为 α 节律。	Posterior dominant rhythm（PDR）：The dominant reactive EEG rhythm over the occipital regions in relaxed wakefulness with eyes closed which is slower in infants and young children and attenuates with eye opening or attention. Frequency is 3.5～4.5Hz when first seen in infants 3～4 months post-term, 5～6Hz by 5～6 months, and 7.5～9.5Hz by 3 years of age and amplitude is usually > 50μV. In older children and adults, posterior dominant rhythm is often referred to as alpha rhythm.
青春期后部慢波（PSW）：双侧间断成串发生的，通常不对称的 2.5～4.5Hz 慢波，与后部优势节律（PDR）重叠、骑跨其上或混于其中，电压低于后部优势节律的 120%，睁眼时受到阻滞，思睡及入睡后消失。儿童 <2 岁时 PSW 常见，8～14岁时发生率最高，21 岁后不常见。	Posterior slow waves of youth（PSW）：Intermittent runs of bilateral but often asymmetric 2.5～4.5Hz slow waves superimposed, riding upon, or fused with the PDR, are usually <120% of PDR voltage, block with eye opening and disappear with drowsiness and sleep. PSW are uncommon in children <2 years of age, have a maximal incidence between ages 8～14 years, and are uncommon after age 21 years.

中文	英文
聚偏氟乙烯（PVDF）传感器：PVDF 是一种含氟聚合物，由于其对温度变化和阻抗变化的反应特性而被用作气流温度传感器和呼吸努力传感器。	**PVDF sensor**：Polyvinylidene fluoride（PVDF）film is a fluoropolymer substance that reacts to changes in temperature when used as a thermal airflow sensor and to impedance changes when used as an effort sensor.
PVDF 合计（PVDFsum）：PVDFsum 是胸和腹 PVDF 传感器信号电学合计。	**PVDFsum**：PVDFsum is the electrical sum of signals recorded from the thoracic and abdominal PVDF sensors.
快速眼球运动（REMs）：在 EOG 导联记录到的共轭、不规则、迅速达到峰值的眼球运动信号，初始偏转持续时间<500ms。快速眼球运动是 R 期睡眠的特征，也见于完全清醒状态睁眼扫视环境时。	**Rapid eye movements（REMs）**：Eye movements recorded in the EOG derivations consisting of conjugate, irregular, sharply peaked eye movements with an initial deflection usually lasting < 500 msec. While rapid eye movements are characteristic of stage R sleep, they may also be seen in wakefulness with eyes open when individuals visually scan the environment.
阅读眼动：个体阅读时，在 EOG 导联记录到的成串眼球运动，由初始的慢相波和紧随其后的快相波组成的特征性共轭眼球运动。	**Reading eye movements**：Eye movements recorded in the EOG derivations consisting of trains of conjugate eye movements characterized by an initial slow phase followed by a rapid phase in the opposite direction as the individual reads.
快眼动睡眠行为障碍：一种异态睡眠，特征是 REM 睡眠相对张力弛缓并与潜在的伤害性梦境扮演行为相关。	**REM Sleep Behavior Disorder**：A parasomnia characterized by relative atonia during REM and associated with potentially harmful dream-enacting behaviors.
呼吸努力相关觉醒：呼吸导致呼吸努力增加（食管压测量法）、鼻压力或 PAP 设备气流记录曲线吸气相扁平或呼气末 PCO_2 升高（儿童）导致一次睡眠中觉醒。呼吸努力相关性觉醒不满足低通气标准，成人最小持续时间≥10s 或儿童持续至少 2 个呼吸周期。	**Respiratory effort-related arousal**：A sequence of breaths characterized by increasing respiratory effort（esophageal manometry）; inspiratory flattening in the nasal pressure or PAP device flow channel; or an increase in end-tidal PCO_2（children）leading to an arousal from sleep. Respiratory effort-related arousals do not meet criteria for hypopnea and have a minimum duration of ≥ 10 seconds in adults or the duration of at least two breaths in children.
呼吸事件指数（REI）：判读为呼吸事件的总数量×60/监测时间（MT）。	**Respiratory event index（REI）**：Total number of respiratory events scored × 60 divided by monitoring time（MT）.

续表

中文	英文
呼吸感应体积描记术（RIP）：呼吸期间，采用环绕胸和腹部绑带内的交流电技术，基于绑带感应的变化产生信号。绑带感应取决于绑带环绕的横截面积。	Respiratory inductance plethysmography（RIP）：A technology that uses alternating current in belts surrounding the thorax and abdomen to generate a signal based on changes in the inductance of belts during breathing. The band inductance depends on the cross-sectional area encircled by the band.
节律性运动障碍：重复刻板的节律性运动行为，主要发生在思睡或睡眠期，累及大肌群。	Rhythmic Movement Disorder：Repetitive, stereotyped and rhythmic motor behaviors that occur predominantly during drowsiness or sleep and involve large muscle groups.
RIP 气流：RIP 合计信号的时间导数，信号偏移为估计气流。	RIPflow：RIPflow is the time derivative of the RIPsum signal；excursions in the signal are an estimate of airflow.
RIP 合计：胸和腹部 RIP 传感器信号的电学合计，信号的偏移代表估计潮气量。	RIPsum：RIPsum is the electrical sum of the signals from the thoracic and abdominal RIP sensors；excursions in the signal are an estimate of tidal volume.
锯齿波：由一连串尖锐或三角形，常见为锯齿状，2~6Hz 脑电波组成的 EEG 波群，在中央区波幅最大，经常但并不总是出现于快速眼球运动突发之前。	Sawtooth waves：An EEG pattern consisting of trains of sharply contoured or triangular, often serrated, 2~6Hz waves maximal in amplitude over the central head regions and often, but not always, preceding a burst of rapid eye movements.
眼球扫视运动：婴儿用视觉扫视环境或跟随物体时所记录到的一连串共轭眼球运动，由一个慢相波和随后反方向的快相波组成。	Scanning eye movements：Trains of conjugate eye movements with eyes open consisting of a slow phase followed by a rapid phase in the opposite direction as the infant visually scans the environment or follows objects.
睡眠起始：除 W 期外，所记录到的第一个任何睡眠期帧的始点（在绝大多数个体的第一帧为 N1 期）。	Sleep onset：The start of the first epoch scored as any stage other than stage W.（In most subjects this will usually be the first epoch of stage N1.）
睡眠梭形波：一串明晰可见的脑电波，频率 11~16Hz（最常见是 12~14Hz），持续时间 ≥0.5s，通常在颅中央区波幅最大。	Sleep spindle：A train of distinct waves with frequency 11~16Hz（most commonly 12~14Hz）with a duration ≥0.5 seconds, usually maximal in amplitude over the central regions.
缓慢眼球运动（SEM）：共轭、相对规律的正弦眼动，初始偏转持续时间 >500ms。缓慢眼球运动可见于清醒闭眼状态或 N1 期。	Slow eye movements（SEM）：Conjugate, reasonably regular, sinusoidal eye movements with an initial deflection that usually lasts >500 msec. Slow eye movements may be seen during eyes closed wake and stage N1.

续表

中文	英文
慢波活动：频率 0.5～2Hz，并且波幅>75μV，在额区导联测量，参考置于对侧的耳或乳突（F4-M1，F3-M2）。	Slow wave activity：Waves of frequency 0.5～2Hz and peak-to-peak amplitude > 75μV, measured over the frontal regions referenced to the contralateral ear or mastoid（F4-M1，F3-M2）.
REM 睡眠持续肌电活动（紧张性活动）：任一REM 睡眠记录帧，至少 50% 时间存在颏 EMG波幅高于 NREM 睡眠的最低波幅。	Sustained muscle activity（tonic activity）in REM sleep：An epoch of REM sleep with at least 50% of the duration of the epoch having a chin EMG amplitude greater than the minimum amplitude demonstrated in NREM sleep.
睡眠期间心动过速或窦性心动过速：成人睡眠期间窦性心率持续（>30s）每分钟>90 次。	Tachycardia or sinus tachycardia（during sleep）：A sustained（> 30seconds）sinus heart rate > 90beats per minute for adults.
温度传感器：一种对温度敏感的设备，基于温度改变监测鼻和/或口部气流变化；温度传感器包括热敏、热电偶或聚偏氟乙烯（PVDF）气流传感器。	Thermal sensor：A thermally sensitive device that detects changes in nasal and/or oral airflow based on changes in temperature；thermal sensors include thermistors, thermocouples, or polyvinylidene fluoride（PVDF）airflow sensors.
θ 节律：由 4～7Hz 活动组成 EEG 活动。	Theta rhythm：An EEG rhythm consisting of 4-7Hz activity.
交替波（TA）：一般仅见于 N 期睡眠，特征是双侧同步发生，突发性，持续时间 5～6s（范围 3～8s）1～3Hz 高电压（50～150μV）δ 活动与持续时间 4～12s 低波幅（25～50μV）4～7Hz θ 活动交替出现，至少 3 个交替串。	Trace alternant（TA）：Generally only seen in stage N sleep；characterized by at least 3 alternating runs of bilaterally synchronous high voltage（50～150μV）bursts of 1～3Hz delta activity lasting 5-6 seconds（range 3～8sec）alternating with period of lower amplitude（25～50μV）4～7Hz theta activity（range 4～12sec）.
短暂肌肉活动：短暂不规则的 EMG 突发活动，持续时间通常<0.25s，重叠在低肌电张力之上。可在颏或双侧胫骨前 EMG 导联记录到，也可见于 EEG 或 EOG 导联，后者提示活动来自于颅神经支配的肌肉（面部和头皮肌肉）。这种活动在快速眼球运动时最大。	Transient muscle activity：Short irregular bursts of EMG activity usually with duration <0.25 seconds superimposed on low EMG tone. The activity may be seen in the chin or anterior tibial EMG derivations, as well as in EEG or EOG deviations, the latter indicating activity of cranial nerve innervated muscles（facial and scalp muscles）. The activity is often maximal when associated with rapid eye movements.

中文	英文
颅顶区尖波（V waves）：波形尖锐，持续时间 <0.5s（在波的基底部测量），凸显于背景脑电活动，在中央区导联最大。最常见于由清醒向 N1 期的转换期间，但也可见于 N1 或 N2 期。典型的最早在出生后 4~6 月龄出现。	Vertex sharp waves（V waves）：Sharply contoured waves with duration <0.5 seconds（as measured at the base of the wave），maximal over the central region and distinguishable from the background activity. They are most often seen during transition to stage N1 sleep but can occur in either stage N1 or N2 sleep. These waveforms typically first appear at 4 ~ 6 months post-term.
宽复合波心动过速：至少连续 3 次心跳的 QRS 波群持续时间 ≥120ms 并且心率每分钟 >100 次的心搏节律。	Wide complex tachycardia：A cardiac rhythm lasting a minimum of 3 consecutive beats with QRS duration ≥ 120msec and a rate of >100 per minute.